あまりに人間的なウイルス

COVID-19の哲学

ジャン=リュック・ナンシー 著
伊藤潤一郎 訳

keiso shobo

Jean-Luc Nancy : "UN TROP HUMAIN VIRUS"

This book is published in Japan by arrangement with Éditions Bayard S.A.,
through le Bureau des Copyrights Français, Tokyo.

まえがき

PRÉFACE

1

本書に収められたテクストは、二〇二〇年七月にシュザンヌ・ドッペルト[*1]が発案してバイヤール社〔本書の原書の版元〕のために集めたものである。この時期のフランスでは、外出禁止が終わり——完全に暫定的なものだったわけだが——、徐々に制限の解除が進んでいた。そのため本書の企図は、あの出来事にいかに反応したかという証言を保存することにあった。こうした反応は、当時の数々の依頼や発案によって引き起こされたものだが、少なくともそのときに発言を行っていた多くの「哲学者」

＊1　シュザンヌ・ドッペルト（Suzanne Doppelt, 1956–）は、フランスの作家・写真家。写真とテクストを組み合わせた作品を多数発表しているほか、ジャック・デリダの息子で作家のピエール・アルフェリとともに雑誌 *Détail* を創刊したことでも知られる。

（この語は非常に広い意味で捉えられていた）のうちの一人の反応を証言として保存しようというのが本書の企図なのだった。当時の依頼や発案のうち、とりわけ私にとって重要だったのは、ジェローム・レーブル[*2]が YouTube に開設し、おおよそ一〇〇本の動画がアップロードされた「感染の時代に哲学する」というチャンネルである。[*3]また、フェデリコ・フェラーリ[*4]と友人たちによって創刊されたイタリアのウェブ雑誌『アンティノミーエ』をはじめ多くの呼びかけがあった。そう名指される前からすでに、パンデミックは明らかに文字通りウイルス性の言説の氾濫を引き起こしていた。当然のことながら、こうした事態は揶揄されることとなった。とはいえ、不安が押し寄せ、手がかりが急に失われた切迫感のなかで、穏当な仕方であれ意に染まない仕方であれ話題にされたことに耳を傾けるのもまた正当なことである。

そうしたことに耳を傾けるべきなのは、こうした急な混乱によって明らかになったのが、ほかでもなく以前から先進国の――とりわけヨーロッパの――世論と社会レベルでの感受性において活発かつ破壊的な仕方で進んでいた、確実性や慣習の漂流だからだ。ウイルスは、長いこと西洋の無謬性と考えられていたものの弱点ないし亀裂から突然現れ、すぐさま私たちの合理的で操作的な文明が脆く不確実な状態にあることを暴露するもの――さらには脱構築するもの――とみなされるようになった。
それゆえにまたウイルスは、世界における地域や国や階級や階層のあいだの悪化の一途を辿る正当化しえない格差を、かつてないほど生々しく明らかにしている。世界は、内部でより緊密に接続されるようになりながらも、それ自体の指数関数的な成長によって同じくらい引き裂かれ苦しむようになっている。
今日は八月一五日の数日後だ。つまり、フランスで外出禁止が終わってから三カ月

*2 ジェローム・レーブル（Jérôme Lèbre, 1967– ）は、フランスの哲学者。ヘーゲルの専門家であると同時にデリダやナンシーをはじめとするフランス現代哲学についての著作も多く、二〇一七年にはナンシーとの共著 *Signaux sensibles : Entretien à propos des arts* (Bayard, 2017) も刊行している。これまで、「駆け足――ジャック・デリダにおける脱構築と政治の速度」（西山雄二・亀井大輔・横田祐美子訳、『人文学報』第四九六号、二〇一四年）ほか、計四本の論文が日本語に翻訳されている。

*3 YouTubeチャンネル「感染の時代に哲学する（Philosopher en temps d'épidémie）」は、二〇二一年四月現在「現在形で哲学する（Philosopher au présent）」と名称が変更されている。

*4 フェデリコ・フェラーリ（Federico Ferrari, 1969– ）は、イタリアの哲学者・美術評論家。バタイユの共同体論についての著作をはじめ、現代哲学と美術に関する多くの著作を発表している。ナンシーとの共著も複数あり、そのうちの一つは『作者の図像学』（林好雄訳、筑摩書房（ちくま学芸文庫）、二〇〇八年）として日本語に翻訳されている。

と経たないわけだが、すでに感染の再拡大が関心を集めている。そのあいだにも、アメリカやブラジルといった世界の別の場所ではヨーロッパが経験した以上の感染爆発が起こり、いたるところで新たな感染拡大の監視や予測がなされ、再拡大を食い止めるための措置が講じられている。それと同時に、こうした現象がもたらす経済上の深刻な結果も示され始めている。

一刻も早い効果的な治療の開発が期待された結果、ロシアの国家元首は研究所の機先を制して、いまだ治験段階のワクチンの認可を発表した。[*5] 一般的に言って、不安の高まりと競争の高まりが組み合わさり、権力への意志が先鋭化している。とはいえ、現在の困難が五〇〇〇億ユーロの共同援助というヨーロッパの決定[*6]（これが実行されるかはなおも見守らなければならないが）によって克服されなければならないほどのものだったことを考えれば、ウイルスは緊張を高めるだけでなく連帯を加速させてもいる。このように、世界規模での地政学が地下において変動しているということが強烈に感じ取られるようになっているが、この変動は技術‐経済権力というやはり地下に隠れた動きと結びついてもいる。

ローマの地下空間の神であるテルルースが、生と死の権力を握っているのだ。

2

ウイルスは、すでに長いこと根本的な変異による動揺を受けていた世界に対し、世界自身の姿を知らしめている。支配構造が問い直されているだけではない。有機的な組織体の全体が不調に陥り、強固につづいてきた確信、つまり進歩に対する確信や、捕食行為には何ら咎められる部分はないという確信が疑われてもいるのだ——とはいえ、人間的な仕方で世界に住むことができるという新たな確信は、いまのところまったく生まれていない。

少し前から人文系の言説にしばしばヘルダーリンの次の言葉が回帰している。「人

＊5　二〇二〇年八月一一日にロシアのプーチン大統領が、ロシア国内で開発された新型コロナウイルス感染症ワクチン「スプートニクV」の使用認可を発表したことが踏まえられている。このワクチンの治験期間が二カ月ほどと短期間だったことや、国家間のワクチン開発競争を煽るような名称が批判を招いた。

＊6　二〇二〇年五月一八日にドイツのメルケル首相とフランスのマクロン大統領が、五〇〇〇億ユーロ規模の基金を設立し、コロナ禍で経済危機に陥ったEU加盟国を共同で援助する計画を発表したことが踏まえられている。

間は詩人のようにこの大地に住まう」。この言葉は高価なうがい薬のように機能し、私たちはその効能を信じたがっている。しかし多くの場合、詩行全体が引用されることはない。「功績は多いが、それでも人間は詩人のようにこの大地に住まう」。[*7]「詩人のように」は、人間の成果や獲得物を指す「功績」と対立はしないにせよ対置されているのだ。Verdienst〔功績〕というドイツ語は、「もうけ」や「収益」をまず意味する。つまりヘルダーリンにおいて、人間はみずからの成果に逆らって詩的な様態で生きる――生きることができる――のである。それに対し、今日の私たちはこう言わざるをえない。人間はみずからの詩的な素質や使命に逆らって、あふれんばかりのみずからの獲得物とその結果、つまり破壊と貧困と漂流に没頭しているのだ、と。

COVID-19のパンデミックは、より深刻な病の症状にほかならない。この病は、人間にとって不可欠な呼吸を損ない、情報や計算を超えた人間の発話や思考の能力を傷つけている。

この症状によって根本的な病理学へと向かうことが不可欠になり、自己破壊が首尾よく進むことに抗するワクチンを探し求めなければならなくなるのかもしれない。あるいは、この症状のあとには、生体器官の炎症や衰弱にまで至るような別の症状がつづいて起こるのかもしれない。その場合には、人間の生は一切の生とともに終わりを迎えることだろう。

ジャン゠リュック・ナンシー

*7　引用されているのは、ヘルダーリン後期の詩句。ハイデガーが一九五一年の講演「詩人のように人間は住まう」で論じたことでも有名（『哲学者の語る建築――ハイデガー、オルテガ、ペゲラー、アドルノ』伊藤哲夫・水田一征編訳、中央公論美術出版、二〇〇八年所収）。

目次

凡　例

一、本書は、Jean-Luc Nancy, *Un trop humain virus*, Bayard, 2020 の全訳である。

一、原文の « » は「」にし、( ) は（ ）にした。

一、原文のイタリック体による強調は、傍点によって示した。

一、〈 〉は大文字ではじまる単語を示すほか、文意を明確にするために使用した箇所もある。

一、〔 〕は訳者による補足である。

一、意味の連関を明確にするために、原文にない――を補足した箇所がある。

一、原註の書誌情報の誤りは断りなく修正している。

一、原註は（ ）内のアラビア数字、訳註は＊の後のアラビア数字で指示のうえ、傍註とした。

I あまりに人間的なウイルス

UN TROP HUMAIN VIRUS

よく言われたように、一九四五年以降ヨーロッパはみずからの戦争を輸出していた。バラバラになったヨーロッパは、かつての植民地を通じて、また世界の新たな中心の数々との同盟関係や緊張関係によって、みずからの分裂を知らしめることしかもはやできなかったのである。これらの新たな中心のなかで、将来があるようなふりをしてはいたものの、もはやヨーロッパは一つの思い出でしかなかった。

いまではヨーロッパは輸入している。商品を輸入しているというだけではない――商品の輸入はずいぶん前からされている。ヨーロッパが何よりも輸入しているのは人口である。人口の輸入はもはや目新しいことではないが、差し迫ったものとなっており、輸出された紛争と気候問題（どちらも同じヨーロッパ発祥だ）にともなってあふれんばかりになっている。そしていまや、ヨーロッパはついにウイルス感染を輸入することになった。

どういうことだろうか。感染の輸入とは、媒介者と経路をともなうたんなる蔓延のことではない。現在のヨーロッパは世界の中心ではけっしてないにもかかわらず、モデルや範例というみずからの古い役割を必死に演じようとしているのだ。ヨーロッパ以外のところは、非常に強烈な魅力でひとを惹きつけており、そうした場所では印象的な出来事が起きる可能性がある。たとえば北米には、ときにいくぶんすり減ったものとなってはいるが伝統的な魅力と出来事があり、アジアやアフリカにはより新しい魅力と出来事があるということだ（ヨーロッパと他のものが混ざり合った特徴を多くもつ南米はさしあたり除く）。それに対し、ヨーロッパは多かれ少なかれ望ましいもの、少なくとも拠り所として望ましいもののままでありつづけているように見えたし、ヨーロッパ自身がそう信じていた。

数々の範例——権利、科学、民主主義、美、健康——の古き劇場は、たとえ欲望される対象が使い古されて使いものにならなくなっていようとも、欲望を惹きつけている。つまりこの劇場は、こうした欲望のための財力をもたない人々に対してさほど暖かくないとはいえ、観客に開かれつづけているのだ。それゆえ、ウイルスが客席に入ってくるとしても驚くにはあたらない。

また、ウイルスがその発祥の地においてよりもこの劇場においていっそう混乱を引き起こすことも驚くにはあたらない。というのも、以前から中国は市場に関しても病に関しても秩序立った状態にあったからだ。むしろヨーロッパは混乱状態にあった。それぞれの国民とそれぞれの要求のあいだで、ヨーロッパは混乱していた。その結果、いくらかのためらいや動揺が生じ、対応は困難を極めた。それに対し、アメリカはただちに見事な孤立主義へと戻り、断固とした決断力を回復している。ヨーロッパはあいかわらず自分自身を探し求めていたのだ――それとともにヨーロッパは世界も探し求めており、世界のなかでの自分の居場所がわからなくなる前に世界を発見し、探検し、搾取するのである。

感染の最初の発生源がコントロール下に置かれつつあるように見え、いまだあまり被害の出ていない多くの国々が中国の人々に対するのと同じくヨーロッパの人々への門戸も閉ざしているあいだに、ヨーロッパは感染の中心地になった。どうやらヨーロッパはさまざまな影響を積み重ねていたようだ。それは、中国への旅行（ビジネス、観光、勉学）の影響であり、中国やその他のところからやって来た人々（ビジネス、観光、勉学）の影響であり、みずからの万事にわたる優柔不断さの影響であり、みずからの内的な軋轢の影響である。

ヨーロッパの状況が「逃げられる者は逃げろ！」であるのに対し、ヨーロッパ以外のところの状況は「ウイルスよ、お前との一騎打ちだ！」となっていると風刺してみたくもなるだろう。あるいは、他の多くの地域と比べてヨーロッパでは、躊躇、懐疑、かつての意味での強い精神[*1]が重きをなしているとも言いたくなるだろう。これは、推論する理性、自由思想家《リベルタン》の理性、絶対自由主義《リベルテール》の理性の遺産である——つまり私たち年老いた〈ヨーロッパ人〉にとって精神の生そのものを表していたものの遺産である。

かくして、おきまりのように「例外措置」という表現をくりかえすことは、いわば拙速な同一視によってカール・シュミットの亡霊を出現させるのだ。このようにしてウイルスは、これ見よがしの反抗的な言説を蔓延させている。つまり、だまされないことが感染を避けることよりも重要になるのだ。しかし、これは二度だまされることに等しい。おそらく不完全に抑圧された不安によってだまされているし、全能感や反抗といった幼稚な感情によってもだまされている……。

各人が（私もだが……）、批判的な指摘や、疑い深かったり説明的だったりする指摘をしている。ウイルスについての哲学、精神分析、政治学が勢いよく進んでいるのだ。（『ポエジー』誌のサイトに発表された、ミシェル・ドゥギーの味わい深い詩「コロナ化」は別だ。[*2]）

各人が議論し論争をくりひろげている。というのも、私たちは困難や無知や決定不可能なものに長いこと慣れてしまっているからだ。それに対し世界的な規模で見れば、むしろ確信やコントロールや決断が支配的に見える。世界について想像する際に私たちは少なくともこのようなイメージを抱きうるし、作り上げがちだ。

コロナウイルスのパンデミックは、あらゆる点でまさにグローバル化の産物である。

＊1　「強い精神（esprit fort）」とは、現在では先入見や偏見から独立した判断を下す人のことを指すが、かつては「自由思想家」や「無信仰者」を指した。

＊2　ミシェル・ドゥギーの「コロナ化」は、雑誌 *Po&sie* のウェブサイトに二〇二〇年三月一三日付で発表された（https://po-et-sie.fr/chroniques/coronation/）。その後、三月一九日に本人による朗読映像が、ナンシーのこの論考と同じ「感染の時代に哲学する」シリーズの第四回として公開された。「コロナ化」関大聡・高桑和巳・西山雄二訳、西山雄二編著『いま言葉で息をするために――ウイルス時代の人文知』、勁草書房、二〇二一年所収。

コロナウイルスはグローバル化の特徴や傾向をはっきりさせている。それは活動的で闘争的で有能な自由貿易論者なのだ。コロナウイルスが関係しているのはある巨大なプロセスである。このプロセスによって文化は崩れ去り、その一方で文化未満の数々の力——分かちがたく技術的・経済的・支配的で、ときに生理学的ないし物理的な力（石油や原子のことを思い出そう）——のメカニズムが明確に姿を現す。たしかにそれと同時に成長というモデルが問いに付され、フランスの国家元首がそれについて説明しなければならないと感じるようになってはいる。[*3] 実際に私たちが自分たちのアルゴリズムを変えなければならなくなるということは大いにありえるのだ——しかし、こうしたことによって別の精神に息が吹き込まれているわけではない。

なぜなら、ウイルスを根絶するだけでは十分ではないからだ。技術的・政治的な覇権に特有の目的が明らかになったとしても、世界はつねに緊張の度合いを増す数々の力が相互に張りめぐらされた場でしかないだろう。いまやこれらの力は、最近まで用いられていた文明化という口実を一切欠いている。ウイルス感染の荒々しさは、経営管理や行政の荒々しさとして蔓延している。私たちは、容認できる対策を選別する必要性に直面している（にもかかわらず、避けられない経済的・社会的な不公平については何も語られていない）。ここには、どこぞのマキァヴェッリ的陰謀家による腹黒い策略などまったくない。国家の著しい濫用などない。存在しているのは、相互接続という全般的な法則だけだ。そしてこの相互接続の覇権を握ることこそ、技術経済権力にとっての焦点なのである。

長いこと一般に病が社会にとって外因的なものだったように、かつてのパンデミックは神罰とみなすことができた。今日では大部分の病は内因性のものであり、生活、栄養摂取、中毒といった私たち自身の状態から生み出されている。神的だったものは人間的なものとなった――ニーチェが言うようにあまりに人間的なものになったのだ。長きにわたって近代は、「人間は人間を無限に乗り越える」[*4]というパスカルの言葉とともにあった。だが、人間がみずからを「あまりに」乗り越えるのだとしたら――つ

*3　マクロン大統領は二〇二〇年三月一二日の演説で、「数十年来、私たちの世界が身を投じてきた発展というモデルを問うこと」を語り、「このパンデミックが明らかにしたのは、市場原理の外に置かなければならない財やサービスがあるということ」だと述べている。

*4　パスカル『パンセ（上）』塩川徹也訳、岩波書店（岩波文庫）、二〇一五年、一五一頁。

まりもはやパスカルが語る神の高みに至ることがないのだとしたら――、そのとき人間が自身から抜け出てさらに先へと進むことなどもはやないだろう。むしろ人間は、出来事や状況に追い抜かれた人間性――この出来事や状況を生み出したのは当の人間性だ――のうちにはまり込むだろう。

ところで、ウイルスの生物学的な性質が知られている以上、ウイルスは神的なものの不在を証明している。いまや私たちは、いかに生命体が想像していた以上に複雑で把握しがたいものかさえわかっている。そして私たちは、政治権力――人民の権力、たとえば「欧州共同体」のようないわゆる「共同体」の権力、強権的な体制の権力――の行使もまた、思いもよらないほど捉えがたい複雑なものだということを知っている。それゆえ、生と政治の双方が私たちに挑戦してくる状況においては、「生政治《バイオポリティクス》」という語がどれほど取るに足りないものかがよくわかるだろう。私たちは科学的な知をもっているがゆえに、私たち自身の技術権力に依存するしかないという状態に陥りかねない。しかし、純粋かつ単純な専門技術など存在しないのだ。なぜなら、知それ自体が不確実性を抱え込んでいるからである（公にされている数々の研究を読めばすぐにわかることだ）。技術権力が一義的でない以上、客観的なデータと正統性への期待の双方に沿うとされる政治権力はどれほど一義的ではありえないことか。

それでもやはり、客観性をもつとされているものによって決定は導かれなければならない。とはいえ、この客観性が「外出禁止」や「距離を取ること」を求めるとき、これを尊重するために各機関はどの程度のことをしなければならないのだろうか。もちろん逆に問うこともできる。いったいどこからが政府の欲得ずくの専制なのだろうか。どこからがオリンピックの開催を堅持したい政府——これは一例にすぎないが——の利害の絡まった専制なのだろうか。このような政府はオリンピックからさまざまな利益を得ようと期待しているわけだが、この期待は多くの企業や経営者と分かち合われているものである以上、政府は部分的にはこうした企業や経営者の道具にほかならない。あるいは、どこからがナショナリズムを煽る口実を手に入れようとする政府の専制なのだろうか。

ウイルスという虫眼鏡は、私たちの矛盾と限界の特徴を拡大して見せている。まさに現実原則が快感原則とぶつかっているのだ。そこには死がともなう。私たちが戦争や飢餓や荒廃とともに輸出していた死、いくつかのウイルスや癌（ウイルス同然に広がるのが癌だ）に限られると思っていた死が、すぐそこで私たちを待ちかまえている。

そう！　私たちは人間だ。私たちは言語をもった羽根のない二足動物なのであって、言うまでもなく超人でもトランスヒューマンでもない。それでは、私たちはあまりに人間的なのだろうか。あるいは、あまりに人間的であることなどけっしてできないということを理解しなければならないのではないか。

II

「コミュノウイルス」

インドの友人が教えてくれたのだが、インドでは「コミュノウイルス」という言葉が話題だという。どうして今まで考えつかなかったのだろうか。そのとおりではないか！　そしてなんと驚くべき見事な二義性だろうか。ウイルスは共産主義《コミュニスム》からやって来るとともに、私たちを共通の状態に置いて《コミュニゼ》いるのだから。君主制や皇帝といった古びた歴史を思い起こさせるつまらない「コロナ」よりもよっぽど豊かではないか。そもそも、「コミュノ」が専念しなければならないのは、「コロナ」の首を斬らないまでもまさに王位を剝奪することなのだ。

こうしたインドでの反応は、「コミュノウイルス」の一つ目の意味に従っているのだろう。実際、ウイルスは公式に共産主義体制を敷いている最大の国からやって来たのだから。表向きそのようになっているというだけではない。習近平国家主席が宣言したように、ウイルス感染への対応は「中国型社会主義システム」の優位を示してもいる。たしかに共産主義の本質は私的所有の廃止にあるが、中国の共産主義は――十数年前から――集団的所有（ないし国家所有）と個人的所有[*1]（とはいえ土地所有は除く）の精妙な組み合わせに存している。周知のように、この組み合わせによって中国は経済力や技術力のみならず、世界における役割においても目覚ましい成長を遂げた。

こうした組み合わせから生み出される社会がどのように位置づけられるかについては、いまのところ性急な判断は慎まなければならないだろう。どのような意味でこの社会は共産主義なのか。どのような方向で、個人の競争というウイルス、超自由主義的な競争のエスカレートというウイルスがこの社会に導入されたのか。こうしたことに答えるにはいまだ時期尚早である。さしあたり言えることは、COVID-19によって、システムの集団的・国家的側面の有効性が示されたということだ。中国がイタリアとフランスを支援しに回ったということが、この有効性を遺憾なく示している。

もちろん、現在の中国という国家が利用している権威的な力の回復についてあれこれと述べ立てられてはいる。実際のところ、ウイルスは折よく公式の共産主義を強化しにやって来たかのようである。とはいえ、このようにして「共産主義」という語の内容が混乱するばかりなのは困ったことだ——たとえそれが以前から不確かなものであったとしても。

かつてマルクスは非常に明晰に述べていた。私的所有によって集団的所有は消滅し、必ずや「個人的所有」と呼ばれるものがその後を継ぐことになる、と。「個人的所有」ということによってマルクスが理解していたのは、個人によって所有される財（すなわち私的所有）ではなく、個人がまさしく自分自身になる可能性のことだった。それは、みずからを実現する可能性とも言えるかもしれない。マルクスにはこの思考を先に進める時間も手段もなかった。しかし少なくとも、ただこの思考だけが「共産主義」の計画に関して説得力をもった見通し——たとえ非常に未規定なものであれ——を開くということは認められるだろう。「みずからを実現する」とは、物的財や象徴的財を獲得することではない。そうではなく、それは現実になり、実効的になるということ

＊1　本論考の英語訳者デイヴィッド・フェルンバッハが指摘しているように、ここでの「個人的所有」は、後段で述べられている「個人的所有」とは異なり、「私的所有」を意味していると考えられる（https://www.versobooks.com/blogs/4626-communovirus）。

うこと、唯一無二の仕方で実存するということである。

そうであれば、「コミュノウイルス」の二つ目の意味が私たちを引きとめる。実際に、ウイルスは私たちを共通の状態に置い《コミユニゼ》ている。ウイルスによって私たちは、（大ざっぱに言って）対等な立場に置かれ、ともに立ち向かう必要性へと集結させられている。そのためには各人が隔離されなければならないわけだが、これは私たちが私たちの共同体を経験する逆説的な方法にすぎない。万人のあいだにおいてはじめて、ひとは唯一無二であることができる。これこそ、私たちの最も内奥の共同体、私たちの唯一性の分有された意味をなすものなのだ。

いずれにせよ今日、私たちは共属、相互依存、連帯を思い出さずにはいられない。こうした方向へと向かっている証拠やイニシアティブがいたるところから現れている。さらにここに交通や産業活動の低下によって大気汚染が弱まっているということを加味するならば、幾人かの人々がはやくも信じているように、技術資本主義の転覆のときがついにやって来たと歓喜に沸くことさえできるだろう。このような脆い陶酔を嫌悪しないようにしたい――しかしそれでもやはり、私たちの共同体の性質を私たちがどれほど深く知っているのかは問わなければならない。

連帯が呼びかけられ、実際にさまざまな連帯が活性化している。しかし全体的に見れば、メディアの風景を支配しているのは、国家規模の福祉への期待だ——この機会をとらえてエマニュエル・マクロンはまさにこの期待を称賛している。[*2] それゆえ私たちは、自分たち自身でみずからを閉じ込めているのではなく、たとえそれが福祉のためであっても強制的に閉じ込められていると感じるのだ。隔離は予防措置であるにもかかわらず、私たちはそれを剝奪だと感じている。

またある意味で、これはまたとない埋め合わせの場だ。たしかに私たちは孤独な動物ではなく、お互いに会ったり、一杯ひっかけたり、訪問したりする必要がある。しかし、電話やメール、その他もろもろのソーシャルな動きの急増は、〈他者との接触に対する〉執拗な欲求と接続が切れることへの恐怖を示している。だからといって、私たちがこの共同体をよりよく思考できるということになるのだ

＊2　たとえば、二〇二〇年三月一二日に行われた演説の以下の一節を参照。「いまやこのパンデミックが明らかにしたのは、収入や経歴や職業を問わない無償の保健衛生と私たちの福祉国家が、コストや負担ではなく、避けがたい運命に出くわした際の大切な財産であり、欠かすことのできない切り札だということです」。

ろうか。懸念すべきは、ウイルスが依然としてこの共同体の代表となっていることだ。監視モデルと福祉モデルのあいだで、ウイルスだけが共有財産でありつづけていることは、懸念してしかるべきだ。

そうであれば、私たちが集団的所有と私的所有を超克しうるものを理解することはないだろう。つまり、私たちは主体による客体の占有という意味での所有一般を超克しうるものを理解するには至らないだろう。マルクスのように述べるならば、「個人」の特性とは、自分自身に対してさえも比較不可能、計算不可能、同化不可能であることなのだ。それは、「財」を所有することではない。それは、唯一無二で排他的な現実化の可能性であることなのだ。この現実化の排他的な唯一性は、定義上、万人のあいだで、万人とともに――そして万人に抗して、万人に逆らって、しかしつねに関係と交流（すなわちコミュニケーション）のなかで――しか実現されない。これこそ「価値」なのだ。この「価値」は、一般的等価性（貨幣）の価値でも、だまし取られた「剰余価値」という価値でもなく、いかにしても測られない価値である。

私たちには、かくも困難で眩暈を引き起こしさえするような仕方で思考することができるのだろうか。「コミュノウイルス」によって、私たちが自分自身をこのように問いただすよう強いられているのはよいことである。というのも結局のところ、コミュノウイルスの抹消に専心する価値があるのは、まさにこのような条件下でのみだからだ。そうでなければ、私たちは同じところに戻ってきてしまうだろう。その場合、私たちは〔今回のパンデミックからは〕解放されるだろうが、別のパンデミックに備えなければならないだろう。

III 子どもでいよう

言葉が貧しさをあらわにしているときに語ることは難しい。今日、科学技術、政治、哲学、道徳、いずれの言葉であれ、あらゆる言葉がその弱さを剥き出しにしている。保証された知、活動のプログラム、利用可能な思考のプログラムは存在しないのだ。距離を取る必要性と衝突せずに連帯を表明することはできず、地域ごとの大きな差を考慮しなくてよいような普遍性を主張することもできない。見える世界が存在しない以上、世界観は存在せず、パンデミックがこの先どうなるのかわからない以上、未来についての展望も存在しない。おそらく私たちが確信をもてるのはただ一つのことだけである。それは、パンデミックの結末がどうであれ、途方もなく大きなエコロジカルな困難、あるいは「エコノロジカル」[*1]な困難が私たちを待ち受けているということである。たしかに、パンデミックによって機能停止した地域の大気が急激に浄化されたという事実はあるが、私たちが産業と技術をどのような方向へと向け換えられるのかは、以前よりも知られているわけではない。

また言葉は、苦悩と悲しみによっても、脅威や死者たちに対するうずくような意識によっても衰えている。こうした苦しみは、飢餓や迫害、その他のあらゆる感染症や風土病や劣悪な生活環境がすでにもたらしていた、あまりに厳しい過酷さに追い打ちをかけている。

もちろん、システム全体の欠陥があらわになっているのだという話ならば、私たちはくりかえし耳にしている――このこと自体に目新しいところは何もない。ジェラール・ベンスーサン[*2]がストラスブールで目撃したように、私たちは「ウイルス、それは資本主義だ」と壁に落書きすることができたし、コミュノウイルスについて語ったのとまったく同じように、「資本ウイルス」と口にすることもできた（これらは結局のところ同じことを語っている）。あたかも、圧勝したかに見えた古い敵を告発する新たなエネルギーを得たかのようだ……。とりわけ「資本主義」という語を口にすることで、とにかく悪魔の大部分をすでに追い払ったかのようなのだ。

しかしこのようにして忘れられているのは、この〔資本主義という〕悪魔が実のところ非常に古くから存在しており、近代世界の歴史全体の原動力であるということだ。悪魔は、少なくとも七世紀、もしくはそれ以上長い間、存在している。それ以来、商品価値の際限なき生産が社会の原動力になり、またある意味では存在理由になったのである。その結果はすさまじく、新たな世界が現れたのだった。いまやこの世界とその存在理由が、それらに取って代わるものが私たちに与えられることなく、解体されつつあるのかもしれない。いやむしろ、いま起きているのは解体とはまったく反対の事態なのだとさえ言いたくなるかもしれない。

私たちが成し遂げてきた進歩について考えてみよう。一八六五年に、「化学者にして哲学者」と称するゴーダン[*3]という人物は次のように書くことができた。「広く信じ

＊1 「エコノロジー（éconologie）」は、「エコノミー（économie）」と「エコロジー（écologie）」の混成語で、経済活動と環境配慮を両立させる活動を指す。

＊2 ジェラール・ベンスーサン（Gérard Bensussan, 1948– ）は、フランスの哲学者でストラスブール大学教授。シェリングやローゼンツヴァイク、レヴィナスについての研究で知られる。日本語で読める著作としては、『メシア的時間――歴史の時間と生きられた時間』（渡名喜庸哲・藤岡俊博訳、法政大学出版局、二〇一八年）がある。

られているところによれば、私たちの時代は先祖が知らなかった数々の病が突如として現れるのを目撃してきた。おそらく、これらの病はかつてはそれぞれの地域に特有のものだったが、いまや最も離れた地域同士をも結ぶほどコミュニケーションが増大し加速したことによって、病がまき散らされたのである」[*4]。私たちの進歩が、この化学者にして哲学者が告げた治療薬の効果のほうを確証するのではなく（ゴーダンはオゾンの投与を考えていた）、以上の仮説のほうを確証し強化してもうすぐ二世紀になろうとしている。

こうした進歩によって、飛行機やロケット、原子力、冷蔵庫、ベークライト、ペニシリン、サイバネティクスなどが私たちにもたらされた。それと同時にこの進歩によって、世界全体が商品価値の体制のなかに置かれ、自己増殖する富と、増殖過程の残渣やごみとして生み出される貧困とのあいだの隔たりが途方もなく広がっていく体制によって覆われることとなった。しかしまさにこの同じ進歩のなかで、さまざまな条件に上下の別を設け、一方が他方に対して権力をもつ事態に根拠を与え、本性的正義や超自然的正義によって罰や褒美を正当化することを可能にしていた一切のものから社会は脱したのだった。こうして人間は権利上平等になり、〔格差の拡大といった〕不平等を悪化させる歩みとまさに同じ歩みによって〔旧来の特権層の存在のような〕不平等は容認しえないものになったのである。

商品（人間はこの一部である）が世界規模で流通する経路やリズムに沿って広がるウイルスは、さまざまな権利が伝播するよりもはるかに効率的に感染を広げている。ある意味で、ウイルスはあらゆる実存者を平等に扱っている――ウイルスは、マヌ・ディバンゴもマルグリット・デリダもホセ・ルイス・カポンもA・ジュリーも殺すのだ。(1) このようにしてウイルスは、死という至高の法を思い出させる。この法は、それが生の一部をなす以上、生に対して行使される。まさにこの法こそが、おそらく結局のところ同じ実存に対する万人の権利を正当化しているのだ。

＊3　ナンシーがここで言及しているのは、初期の写真史で言及されることの多いマルク＝アントワーヌ・ゴーダン（Marc-Antoine Gaudin, 1804–1880）のこと。

＊4　Marc-Antoine Gaudin, *Réflexions d'un chimiste philosophe sur les maladies épidémiques : la fièvre des marais, la fièvre jaune, la fièvre typhoïde, la variole, le choléra, la peste, etc.*, Charles Gaudin, 1866, p. 5.

（1）それぞれ、アフリカ系のミュージシャン、ジャック・デリダの妻、スペインの元サッカー選手、高校生である。〔A・ジュリーは、フランスにおいて新型コロナウイルス感染症によって死亡した最初の未成年者としてメディアで広く報道された。〕

超自然的な違いも本性的な違いもいまやない以上、実際のところ私たちを平等にするのは死すべき存在であるということなのだろう。とはいえ、パンデミックが現在の世界の不平等性に新たな光を投げかける可能性も大いに存在する。というのも、ウイルスが社会的な選別をしないとしても、生活環境は少なからず感染予防を左右するからだ。これまでのところ感染が問題となっているのは、どちらかと言えば都市部の人々であり、そのなかでもビジネスや勉学や余暇といったかたちで旅をすることのできる社会階層である。そしてそれは、自分の家——言うまでもなく別荘も含まれる——に一番閉じこもっていることのできる階層でもある。しかし、いくつかの例を挙げるだけにとどめるが、ガザ地区やブラジルのスラム街やインドの大部分の人々の生活環境では、最悪の事態が危惧されうる。また同様に、ヨーロッパの大都市の郊外では、トルコとギリシアの国境で起きているのと同じような事態がすでに明らかになっている。ブラジルの高官が述べているように、「ウイルスは裕福な人々とともに飛行機でやって来て、貧しい人々のもとで爆発する」のだ。

一切のことは、次の問いのうちに凝縮されているのかもしれない。水がないとき、どのようにして頻繁に手を洗えばよいのだろうか。

しかし、それだけではない。たしかに経済活動はあらゆる面で打撃を受けているのだが、国際企業と小さな自営業者や路上の靴磨きとの格差はいまも非常に激しい。そこで、少し前からいわゆる「普遍的」所得〔＝ベーシックインカム〕というアイディアが、ウイルスの病的な平等主義に対する反撃の方法の一つとして再び強調されている。とはいえ、どのような方法による措置であれ、それは長いこと指摘されてきた実に汚い所得格差を問い直すようなものでなければならないだろう。このことは、パンデミックのあいだにのみ当てはまることではない――そもそもパンデミックがどれほどつづくのかも予測できていないが。いずれにせよ、こうしたことは今後の立て直しや修復、再構築、刷新の一切に当てはまるものでなければならない。とはいえ、つづきというものがあるかぎりでのことなのだが。

以上のことは周知の事実だろう。私は、新聞やラジオやテレビやインターネットで日夜述べられていることをくりかえしたにすぎない。しかし多くの場合、私たちはそうならなければならないことを口に出したり、これから起こることを告げたりするだけにとどまってしまう。私たちは、予測が可能だと信じているのである。予測は不可欠ではあるが、当然つねに限定的で脆いものだ。重要なのは現在なのである。恐怖と悲しみのただなかにある今こそ、私たちが欲しているものを私たちが知っているのか問わなければならない。問い直されているのが文明――これを技術資本主義的文明と呼ぼう――の原理そのものだということを、私たちが理解したかどうかが問われなければならないのである。私たちが理解したこと、あるいは私たちが理解すべきだったこと、それは、平等が魅力的なユートピアではなく、実存に関わる要求だということである――そして、商品の等価性が常軌を逸した過酷さに至り、マルクスがルクレティウスを引用して資本の mors immortalis〔不死の死〕[*5] と呼んだものへと至っているということである。またそれゆえに、「共産主義」という語が、いまだかつて一度も現実のものになったことがないとしても、私たちが置かれている自己破壊に対する抵抗という根本的な意味を実際に担うだろうということである。

この世界は精神を欠いているとマルクスは述べていた。精神という語は、私たちにとっては疑わしいものかおめでたいものとなってしまった。しかし、精神という語が指しているのは息、つまり生きさせるものにほかならない。[*6] それはまさしく、コロナウイルスによって破壊されるものである。私たちには、いくつものアイディアや観念や知や表象があった。けれども、精神は算出する計算のなかで息切れしてしまっている。

非常に単純に言えば、私たちは呼吸し生きることを再び学ばなければならないのである。これは大変なことであり、困難で長期にわたることだ——とはいえ、子どもが経験することなのである。子どもは話すことができない、つまりinfantesである。[*7] 子どもは自分の息を言葉に調整することができない。しかし、子どもは学びたいとだけ望み、そして学んで話すのである。子どもでいよう。言語を再び創造しよう。その勇気をもとう。

*5　マルクスは『哲学の貧困』で次のように書いている。「生産力には増大を目指す、生産関係には破壊を目指す、観念には形成を目指す持続的な運動が存在している。運動を抽象すること以外に不変なものは存在しえないのだ —— mors immortalis」(『マルクス・コレクションⅡ　ドイツ・イデオロギー(抄)／哲学の貧困／コミュニスト宣言』今村仁司・三島憲一・鈴木直・塚原史・麻生博之訳、筑摩書房、二〇〇八年、二六五頁)。

*6　「精神(esprit)」という語は、「息」、「息吹」を意味するラテン語 « spiritus » に由来しており、ここでのナンシーの議論はこの語源を踏まえている。

*7　「子ども(enfant)」という語は、ラテン語の « infans » に由来する(« infantes » は複数形)。このラテン語は、「話す(fari)」という動詞の現在分詞と否定の接頭辞 « in » から構成されており、「話せない」という意味になる。

IV 悪と力

パンデミックは悪いことである。この点については、ほとんど議論がなされていない。たしかに、今回のパンデミックはそれほど巨大な悪ではないという声はいくつか聞こえてくる。すでに存在する病やいまも絶えない戦争のほうが多くの死者を生んでいるというのだ。しかし、これは奇妙な論法である。なぜなら、この論法によって死者数の増加分が減ることはないからだ。あらゆる面からの大規模かつ莫大な費用のかかる対策をもってしても、これまでのところ死者数の増加は抑制しえていない。また別の人々によれば、安寧しか望まず、国家と医療をめぐって危険なほどの過保護を引き起こしている社会の自発的隷従にこそ真の悪があるという。しかし、それではあたかも大義も悲劇的側面もない抽象的なヒロイズムを発明しなければならないかのようだ。

もちろん、誰にも否定しようがないように、このウイルスによって社会や文明に関する重大な問いが提起され際立つようになっている。むしろ、私たちはそれについて絶えず語りつづけている。しかし、デカルトだったらこう言うだろう。重要なのは時宜を得て語ることなのだ、と。

多くの場面で、「資本主義」という語が前景化するようになっている。実際、生産と利潤のシステムに責任があることは否定しえない。このシステムは、経済や技術や文化や実存の面で依存と隷従が持続的に拡大していくことを助長している。とはいえ問題なのは、先にも述べたように、「資本主義」という語を口にするだけで悪魔を追い払ったかのように思われていることだ――そしてそのあとには、「エコロジー」という名の善良な神が再び現れるというわけである。

もう一度言わなければならないだろう。この悪魔は非常に古くから存在しており、世界がいかに構成されているかを定め、世界を造形することによって、近代世界の歴史の原動力となってきたのである。商品価値の際限なき生産が価値それ自体になり、社会の存在理由になったのだ。その結果はすさまじく、新たな世界が現れたのだった。

いまやこの世界が、それに取って代わるものが私たちに与えられることなく、解体されつつあるのかもしれない。いやむしろ、いま起きているのは解体などとはまったくの「反対」の事態なのだとさえ言いたくなるかもしれない。たとえば、ある国が別の国に対してマスクでゆすりを働き、国王が王国から九〇〇〇キロも離れたところに逃げ[*1]、カルト宗教がウイルスに対する神の免疫を与えると称し、あるいは単純に治療にまつわる仮説をめぐってヒステリックな口論がくりひろげられるといった、数々の野蛮な行いを目の当たりにするとき、いま起きているのは解体などとは「反対」のことなのだと言いたくなるだろう。

実のところ、いま問題となっているのは何らかの機能の不具合にとどまるものではない。ずいぶんと前から世界が辿ってきた流れ、私たちが世界に辿らせてきた流れを構成的かつ本質的に悪化させる何らかのものが問題なのだ。そしてあえて言うならば、悪化させるものはまさに悪の次元に属している。ウイルスはそれ自体としては悪ではない。しかし、危機の苛烈さ、つまり最貧困層を取り巻く状況の悪化という危機がも

＊1　タイ国王ラーマ一〇世が、新型コロナウイルス感染防止のために約九〇〇〇キロ離れたドイツへ避難したことが念頭に置かれている。

たらした直接的な結果――さらに言えば予見可能だった結果――を見れば、この危機が驚くべき仕方で悪の特徴を集約していると言うことができるだろう。

悪には、病、不幸、害悪という三つのかたちがある。病は生の一部をなしている。不幸とは、病であれ攻撃（自然、社会、技術、倫理による攻撃）であれ、実存（すなわち自分自身を反省する生）に苦痛を与えるものだ。害悪（悪事とも言える）とは、攻撃や病を故意に生み出すことである。つまり、害悪は存在や人格を標的にすると言えるだろう。

いま生じている苛烈さは、どの程度まで故意によるものなのだろうか。それは、苛烈さの力が、そこで働くファクターやエージェントの複合体と結びつき、相関するところまでである。ウイルスの形態の展開、現代のコミュニケーションのあり方によってもたらされる感染の条件、少なくともすでに二〇年ほど前から始まっていた研究分野、さらには技術・経済・政治の面でのあらゆる相互作用といったことについて［つまり、現在の危機の苛烈さと関係するファクターやエージェントの複合体について］、これまで広く情報が集められ注釈されてきたことはくりかえすまでもないだろう。

この複合体は、大気汚染、種の絶滅、農薬による汚染、森林破壊、さらには大部分の飢餓、強制移住、困難な生活環境、貧困、失業、その他の社会的・倫理的腐敗の場合と同様の複合体だ。そして、まさに技術や経済における成長を利用して、一方では産業の帝国が、他方では全体主義的支配が発展したのである。こうした支配は、この上なく強権的なものから狡猾なものにまで及ぶ——つまり、あらゆる種類の強制収容所からさまざまな搾取にまで及ぶのであり、最終的には「政治」と呼ばれていたものが消え去るところまで進む。

今日の公衆衛生上の危機は、一世紀以上にわたって積み重ねられてきた惨事のあとに偶然起こったものではない。この危機は、私たちの歴史の反転を顕著に表す形象なのである——他の形象よりも厳しく残酷ではないが。進歩が害悪をもたらす力になりうるのではないかと長いこと疑われてきたが、いまやそれが裏づけられたのである。フロイト、ハイデガー、ギュンター・アンダース、ジャック・エリュール[*2]らの警告は、主体や意志や人間主義の自己充足を脱構築する一切の仕事と同じく、死文と化したま

＊2　ジャック・エリュール（Jacques Ellul, 1912–1994）は、フランスの思想家。先駆的な技術論を展開したことで知られる。日本語で読める著作として、『技術社会』（上下巻、島尾永康・竹岡敬温・鳥巣美知郎・倉橋重史訳、すぐ書房、一九七五－一九七六年）などがある。

まだ。しかし今日では、人間が人間性を痛めつける悪を生み出していると認めざるをえず、哲学者のメディ・ベラジ・カセム[*3]が、「〈悪〉とは根本的な事実である」と書くとしても驚くにはあたらない。

私たちの伝統にとって悪は、つねに神や〈理性〉の手当てによって回復したり償われたりしうる欠陥だった。悪は止揚されたり超克されたりすることを定められた否定性とみなされていたということである。ところが、私たちによる世界の征服という〈善〉こそが破壊をもたらすものであることが明らかになったのである――まさにそれゆえに、この〈善〉は自己破壊するものなのだ。豊富さが豊富さを破壊し、速度が速度を殺し、健康が健康を痛めつけ、結局のところ富それ自体が富を損ないつつあるのだろう（貧困層の手元に何も返ってくることのないままに）。

いかにして私たちはこのような地点に至ったのだろうか。おそらく、世界の征服――つまり領土や資源や力の獲得――だったものが、新たな世界の創造に変化した瞬間があるのだ。新たな世界の創造とは、かつてのアメリカ大陸での出来事だけを意味しているのではなく、世界が文字通り私たちの科学技術による創造と等しくなり、それゆえに科学技術が世界の神になるという意味でもある。こうした事態こそ全能[*4]と呼ばれるものだ。アヴェロエス以来、哲学は全能がパラドックスであることをよく知っているし、精神分析は全能が幻覚を引き起こすような袋小路であることを知っている。それゆえ、こうした力を限界づける可能性や制限しない可能性がつねに問われているのだ。

何が限界を示すことができるのだろうか。おそらくそれは、まさにウイルスが思い起こさせている死の確実性だろう。それは、いかなる大義も、いかなる戦争も、いかなる力も正当化しえない死である——したがってそれは、飢餓や荒廃によって、また戦争や強制収容所や教条主義といったさまざまな残虐行為によって生み出された数多の死者の無意味さを際立たせる死である。私たちが死すべき存在であるとたまたま知

＊3　メディ・ベラジ・カセム（Mehdi Belhaj Kacem, 1973– ）は、フランスの哲学者・作家。大学での哲学教育を経ずに独学で哲学を学んだ哲学者であり、当初はアラン・バディウの哲学から強く影響を受けつつも、のちにバディウからは離れ、独自の哲学を展開している。二〇二〇年には、ナンシーとの共著 *Immortelle finitude : Sexualité et philosophie* (Diaphanes, 2020) を刊行している。

＊4　神の絶対的な力を指す « toute-puissance » は、日本語では「全能」と訳されるが、フランス語を文字通りに取れば「完全な力」となり、本論考のタイトルである「力（puissance)」という語と関係していることに注意されたい。

るのではなく、生という賭けによって、精神の生という賭けによってそう知ることが重要なのだ。

それぞれの実存が唯一無二のものであるのは、それが生まれて死ぬからである。誕生と死のあいだでみずからを賭するからこそ、実存は唯一無二なのだ。つい先日、パンデミックに際してデイヴィッド・グロスマン[*5]は次のように書いていた。「愛は、私たちの実存がすれ違う群衆のただなかで個を見分けるよう駆り立てるが、死を意識することも私たちのうちに同様の感情を呼び起こすのだ」[*6]。

悪が、その帰結において、さまざまな条件のあいだの眩暈を引き起こすほどの不平等さと明白に結びついているとしたら、おそらく平等性の疑う余地なき根拠となるのは死すべき運命をおいてほかにない。私たちが平等であるのは、抽象的な法によってではなく、実存の具体的な条件によってなのだ。私たちが有限であると知ること――実際に、絶対的に、無限に、特異的に有限であり、無際限に力をもっているのではないと知ること。それこそ、私たちの実存に意味を与える唯一無二の方法なのである。

＊5　デイヴィッド・グロスマン（David Grossman, 1954– ）は、イスラエルの作家。日本語で読める著作として、『ユダヤ国家のパレスチナ人』（千本健一郎訳、晶文社、一九九七年）などがある。

＊6　David Grossman, « Questions pour temps d'épidémie », *Libération*, 25 mars 2020. グロスマンのこの論考は、ナンシーの「「コミュノウイルス」」と同日に『リベラシオン』紙に掲載されたものである。

自由

ある若い女性が、自宅のバルコニーに「マクロナウイルスはもうすぐ終わるのか？」という横断幕を掲げたことを理由に拘留された。[*1] 「マクロナウイルス」という

＊1　各種の報道を総合すると、ここでナンシーが言及している出来事の詳細は以下の通り。二〇二〇年四月二一日、壁に「マクロナウイルスはいつ終わるのか？」という横断幕が掲げられたトゥールーズのある一軒家に警察が押しかけ、横断幕を外すよう指示した。住人はそれに従ったが、翌日になって警察が再び現れ、住人の一人に出頭を命じ、四月二三日に住人の女性が「侮辱」の廉で四時間にわたって拘留されることとなった。

大統領のマクロンとウイルスを結びつけた「マクロナウイルス（macronavirus）」という語は、言うまでもなく「コロナウイルス（coronavirus）」のもじりだが、ナンシーが述べているように、この横断幕を掲げた住人がはじめて使ったわけではなく、たとえば二〇二〇年一月二九日の『シャルリー・エブド』紙の一面にすでにこの語が見られる。

語は少し前からすでに出回っていたのだから、なぜこの横断幕によって警察が動いたのか理解に苦しむところだ。こうした動きは異様なだけでなく、最低の政治警察に類するものである。警察の取り調べを受けた人の動機については考えすぎる必要はとくにないだろう。なぜなら、現在の状況が極度にコントロールしがたいものであることを踏まえたとしても、私たちは公的空間を過剰なまでに埋め尽くす優柔不断さや場当たり的な方針転換や責任回避にうんざりしているのだから。失敗、不首尾、欠落、動揺はもっと少なくできたはずだ。しかし、いずれにせよこの横断幕は法に違反してはおらず、それを取り締まるために法律をでっちあげるなど到底容認できることではない。

それゆえに私はトゥールーズの団体が始めた抗議活動に参加したのである。どれほど些細なものであろうとも、横暴な恣意性がまかり通るようなことがあってはならない。この粗末な取り締まりを始めたすべての人々がしかるべき処分を受けることを私は望んでいる。

こうしたことは、外出禁止によって私たちの自由が奪われることをすぐさま嘆く人々の熱心な声がすでに聞こえてきているだけに、いっそう必要なのである。いまはこうした言説を勢いづかせる時ではまったくないのだ——それには二つの理由がある。第一に挙げられるのは、技術的な理由である。外出禁止を軽蔑する者たちは、集団免疫という戦略を引き合いに出している。しかし、この戦略は確証されたものではない——それは、このパンデミックにおける生物学や医学上の多くの側面が確証されていないのと同じことだ。また第二に、外出禁止を軽蔑する人々は、どのみちさほど遠くない未来に死が約束された人々を好きに出歩かせようとしたはずだからである。いずれにせよ、呼吸器に困難を抱える人々に何が起こるのかよくわかっているわけではないが、死がこうした人々を待ち構えていることはまちがいない。一般化して言えば、こうした物の見方を司っているのは自然調整という原理である。この原理を甘受できなければならないというわけだ。それゆえ、公衆衛生上の予防措置を要請することは、現代版の自発的隷従の一種であり、これが新たな専制へと通じていくというのである。

こうした自由主義的思考は、経済の自由主義がぶつかる困難と類似した困難に出会いかねない。そもそも、明らかにこうした思考は経済の自由主義と似通っているのだ。商品の市場が存在するのと同様に、生や病や老いや死の市場が存在するのである。市場で歪みのない自由な競争が行われるに任せようというわけだ。

たしかに、健康が消費財化する傾向にあり、長寿がそれ自体で価値となっている。それによってしばしば、生のあり方や質として、無頓着さや危険を冒すことよりも生を保全することが優位に置かれてもいる。むろん、危険を気にしないことは活動的な生の一部をなすものではあるが、あり合わせの技術‐経済システムに起因するあらゆる危険にすべての人々をさらすことによって活動的な生が営まれるわけではない。技術‐経済システムは、さまざまな毒、汚染、自己免疫、疲弊、そしてウイルス性のものを倍加させている。

それゆえに、現在の危機はたんに公衆衛生に関するものではなく、征服行為が激化した結果なのである。私たちは、こうした征服行為のなかで身動きが取れなくなり、泥沼にはまり込み、実際にどのようにしてそこから脱出すればよいのかもはやわからないところまで来ている。

したがって、私たちの通常の自由――移動の自由や表現の自由――が、技術環境や人口やイデオロギーに関する必要性の枠内――この枠組みは狭まりつづけている――でしか行使されていないことを考えれば、自由の剝奪を嘆くなど笑うべきことに思える。この枠組みがかくも狭いのは、あらゆる面で補償や修復や手当てを必要としているからである。にもかかわらず、もはやいかなる歴史も開かれてはいないように思える——富を増やすことしか知らない人々に対しても、困窮を強いられている人々に対しても。結局のところ私たち全員が陥っているのは、こうした歴史が開かれることのない状態なのである。

おそらく私たちは、自己を確信する主体という自由、そうした主体の権利という自由、このような偏狭な自由から自分たちが自由でないということをやっと理解できるようになったのだ——このような権利は、市場や気まぐれに従う権利に帰着している。それゆえ、私たちはまったく新たに発明しなければならない。私たちの権利、私たちの人間性、そして「自由」の意味を新たに発明しなければならないのだ。

個人の単純な自律であるような自由、世界——たとえ世界がそれ自体を超えて無限に開かれているとしても、そうした世界——における個人の実存の書き込みではないような自由を哲学が思考したことなどない。マルクスは、彼の時代の世界が「精神を欠いている」と述べていた。いまや私たちは精神を欠いているだけでなく、おそらく「機械」、エネルギー、ブラウン管、プラズマなどによる私たちの相互接続以外の身体さえも欠いているのだろう。目下のウイルスとそれを葬り去る手段——医学的、経済的、政治的手段——は、私たちを待ち構えるものからすれば大したことではない。ただし、私たちに未来があるかぎりでのことだが。

VI 新ウイルス主義

少し前から、外出禁止のまちがいを告発し、ウイルスと免疫が自由に働く状態のままにしておいたならば、より少ない経済的出費ではるかによい結果が得られたはずだと説く声が、ますます多く聞こえてくるようになっている。そうすれば、人的出費に関しても、パンデミック以前にすでに予定されていた死者数からの微増で済んだというのだ。

新ウイルス主義《ネオ・ヴイラリスム》とも呼べるようなもの——なぜならこれは、経済的・社会的新自由主義《ネオ・リベラリスム》を公衆衛生の領域に転写したものだからだ——のイデオローグたちは、大量の数値や典拠をもち出している。前線にいるあらゆる人々は、情報と経験からそうした数値や典拠に反論しつづけているが、こうした議論が新ウイルス主義者の関心を引くことはない。新ウイルス主義者は、現場にいるあらゆる人々が無知で盲目であることをア・プリオリに確信しているのである。そうした見方に与しているかぎり、知を権力に服従させるなどということを恥ずかしげもなく論じられるのだろう。むしろ、そうした権力そのものこそが、無知で腹黒いものだとみなされてきたのだが。新ウイルス主義者にとって自分たち以外の人々、つまり私たち全員は、だまされやすいカモなのである。

忠告を与える者が突然現れるさまを見ることは、いつでも興味深い。一般に、そうした人々は少し遅れてやって来て、歴史をくりかえす。なぜなら、忠告者たちはすでに前もってすべてを知っていたからだ。たとえば、そうした人々はたいていの場合に高齢者施設の生活環境の悪さがほとんど注目されていないことをすでに知っていた。[*1]忠告者たちがそれを知っていたのならば、なぜ事態を変えるためにもっと早くみずからの知を使わなかったのだろうか。医療や社会環境を主たる背景として時に人生は長期に及ぶものとなったが、こうした生の環境や意味そのものの問題は、ずいぶん前から提起されている。私は、高齢者がそうした問題を提起しているのをかつて聞いたことがあるし、なぜもっと早く人生を終わらせることがゆるされないのかと高齢者が問うているのも耳にしたことがある。

　もちろん、七〇歳以上のあらゆるひとが、何らかの病を抱えた場合でさえ必ずしも実際に死亡しているわけではない。ウイルスとの自由貿易という仮説において、選別を行うのはウイルスにほかならない――そこには言うまでもなく七〇歳以下の人々も含まれるし、実際に七〇歳以下でも死者は出ている。もし何らかの予防手段を講じないとしたら、選別をするのがウイルスであることはすぐにわかるだろう。むろん、私たちの医学的科学技術には悪循環が存在している。治療ができるようになればなるほど、症状はますます複雑で厄介になり、自然のままに任せることができなくなるという悪循環である――概して自然がいかに貧しい状態にあるかは十二分に知られている。

　しかし、まさに新ウイルス主義者は、自然について言外に語っているのである。自然で賢明な措置によって、役立たずで哀れな老人を厄介払いし、ウイルスを抹殺することができるというわけだ。もう一歩進めば、そうすることで人類を強化することが

＊1　以下では高齢者に関する議論が展開されているが、その前提として、二〇二〇年五月上旬の時点で（本論考の『リベラシオン』紙への掲載は五月一一日）、フランス全体での新型コロナウイルスの死者の約四割が高齢者施設に集中していたことに留意する必要がある。

できると言い出しかねないだろう。しかしこうした考え方は、知的に不誠実であり、政治的にも道徳的にも疑わしい。というのも、問題が科学技術とそれが実践される社会－経済環境にあるとしたら、問題は別のところにあるからだ。つまり問題は、社会の構想の仕方、社会の目的や争点の構想の仕方にある。

同様に、新ウイルス主義者が社会に対して死を引き受けることができていないと非難を向けるときに忘れているのは、死との強く生き生きとした関係を少し前まで可能にしていた自然や超自然の一切がすでに消え去ってしまったということである。科学技術は自然も超自然も解体したのだ。それによって私たちはひ弱な存在になったのではない。反対に私たちは全能になったと考えたのだ……。

私たちを捕えている一連の危機——多くの他の危機に比べれば、COVID-19のパンデミックは危機の小さな産物にすぎないわけだが——は、自然と人間に関するあらゆる使用可能な力を自由に利用し、それを際限なく拡大したことから生じている。こうした拡大は生産を目指しているわけだが、もはや生産には、生産それ自体、そして生産そのものの力以外の目的は存在しない。まさにウイルスは、そこに限界が存在することを私たちに知らせにやって来たのである。しかし、新ウイルス主義者たちは聞く耳をもたず、モーターの騒音とネットワークが立てる乾いた音しか聞いていない。また、新ウイルス主義者たちは傲慢で思いあがっており、現実がその複雑さと厄介さを示すときに必要な率直な謙虚さのかけらさえもちあわせていない。

結局のところ新ウイルス主義者たちはみな、たとえ武器をもっていないとしても、フランス以外の国で外出禁止に抵抗するために自動小銃や手榴弾で公然と武装する人々と同じようにふるまっているのである。[*2] ウイルスは身をよじって笑っているにちがいない。しかし、新ウイルス主義はルサンチマンから発してルサンチマンへとひとを導いていくのだから、むしろ嘆き悲しむべきところだろう。新ウイルス主義は、新たなかたちで表明されている連帯や社会的要求の小さな兆しに恨みをぶつけ、自己感染を起こしたこの世界を変えようとするかすかな望みの一切をもみ消そうとしている。新ウイルス主義は、自由な企業活動や自由貿易――そこにはウイルスとの自由貿易も含まれる――が何ものによっても脅かされず、それらが堂々巡りをしながらニヒリズムと蛮行に陥ることを望んでいる。新ウイルス主義者たちが言うところの自由は、こ

＊2　ここで念頭に置かれているのは、たとえば二〇二〇年四月下旬にアメリカのミシガン州において知事がロックダウン延長の意向を示した際に、武装した市民が州議会に押し寄せたような事態である。

うしたニヒリズムと蛮行をほとんど覆い隠すことができていない。

VII

自由を解放するために

ウイルス性のパンデミックによって課せられた外出禁止の必要性は、いわゆる人間的な権利を地政学的、イデオロギー的に要求する地域において、数多くの抗議を呼び招いた。むろん、この必要性を認めて、それを引き受けさえすることが、断然広く共有された対応だった。しかしそうした対応も、公衆衛生上の予防措置が同時に自由の毀損のように思えることへの後悔をともなっていた。

集団免疫という多かれ少なかれ仮説的なモデルが、移動したりひとと会ったりする自由を制限しなくて済む解決策であるかのように引き合いに出されることがあった。病人や危篤状態のひととの面会が禁じられることは、自由を侵害する措置のとりわけ深刻な形態だと感じられていたのである。また感染者を追跡する可能性は、私的生活の際限なき監視へと道を開くものではないかと危惧されている。それに対し、学校の再開が告げられると、今度はすぐさま自分の身を守る自由が必要だという反対が巻き起こった。これらは表面的な部分では逆方向にあるが、根本にある論拠は同じだ。それは、それぞれの状況における各人の自由という論拠である。

私たちの社会は、個人の自由をその最も大切な価値――ただし健康や生命がひどく脅かされないかぎりで――とみなしている。概略的に言えば、個人の自由には、移動、集会、表現の自由や、法の枠内で――法それ自体もまた自由によって支持される――共同の生の運営に参加する自由がある。

近代世界になって獲得されたこれらのものに疑う余地はない。近代世界の本質的な特徴の一つは、自由なかたちで同意を得ていないあらゆる権威を遠ざけたことにある。それは、奴隷の権利から権力を行使する神権や王権にまで及ぶ。

しかし、こうした自由を行使することは、先に述べたように、制限に反対することにも、制限を要求することにもなりうる以上、単純なものではない。とはいえ重要なことは、私たちがよく理解しているように、いずれの場合においても決定を下すのが自由な個人であるということだ。この自由が他の人々の自由や、共通の利害や連帯と折り合いをつけなければならないとしても、各人が同意したり拒否したりできなければならないことにかわりはない。たとえ、法を変えるのに適した時機が来るのを待つことになるとしても、各人が同意したり拒否したりできなければならないのである。

いずれにせよあらゆる面で、自立した個人の自由な判断がなされうるのでなければならない（法的ないし医学的にそうした能力を欠くと認められた場合は除くが、その場合も細心の注意が払われた審査によって証明されねばならず、この審査そのものが問い直されうるものでなければならない）。私たちにとっては、私たちの判断の完全なる自由と、そこから生じる決定の自由以上に自明なものはないのである。

この自由は、保証され守られる必要がある。それゆえに、この自由に適した唯一の社会的・政治的なあり方は民主主義なのだ。なぜなら民主主義とは、共同の生を確固たるものにするための決定に、万人が自由に参加するものだからである。このように形成された共同体は、自由な諸個人の共存に等しい。

したがって主体の自由は、この同じ自由が個人と集団の双方を支配することを意味している。こうした事態に見合う唯一可能な自由の定義とは、自分自身に固有の決定だけに則って行為する能力、というものである。

固有の決定という考え方が前提としているのは、主体がまさにそれ自身の完全な所有物（およびそれに付随的に属するもの）によって形成されているということである。私たちにとって自由という語が意味しているのは、物質的・社会的な独立の次元だけではない（私たちの祖先にとってはそうだったわけだが）。自由とは、主体の固有な特性であり、主体が自己決定を行う能力なのだ。ある意味では、自由と主体は相互に交換可能な二つの概念だと言えよう。主体間の平等は、すべての主体が同じく自由であり、それゆえに平等に自由であるという事実によって規定される。基礎をなすこの二重の公準から外れるあらゆるもの——連帯や兄弟愛、権力という避けがたい関係性——は、存在論的な重要性において二次的で劣ったものなのである。

私たちは以上のことを完璧に理解している。それは、私たちの世界の社会‐政治的、倫理的論理の公理、結局のところ形而上学的でもある論理の公理なのである。そもそも、形而上学とは原理や目的の思考を意味している。ところで、他のいかなる原理や目的——宗教的な法や、どのようなものであれ運命の次元に属するもの——も、ここまで述べてきた公理を満たすことはできない。唯一の原理は自由なのである。それはまた、自由が究極の目的性をもっているということも意味している。私たちは、自由であるために自由なのである。みずからを基礎づける自由は、みずからを目的とするのだ。

よく考えてみれば、その他のものは従属的なものでしかない。実のところ、生産や所有や活動や所産は、自由が現れる際の副次的な結果にすぎない。

（私は、多くの人がこうした見取り図に不満をもっていることを知らないわけではない。そうした人々は、固有な自由という自己目的性に限定されない実存の意味がもたらされるという信念——宗教的であれ美的であれ名目的なものであれそうした信念——を熱烈に抱いている。このような確信は、十分に理解可能な情動的期待ではある。しかし、こうした人々の信念は自由を完全にお払い箱にしてしまうか——そして軋轢を引き起こすか——、多少なりとも一貫性をもった調停によって、一方には権利主体、他方には服従する信者という二重の体制を生きるかのどちらかなのだ。）

しかしながら、認めなければならないのは、先に述べたような自由の純粋な装置は困難に出会わずには済まないということである。ここで私が考えているのは、前述の二次的な側面や、自由の自由な行使を複雑にし、曇らせさえするような実践や情動の面での偶発事だけではない。

私は、基礎をなす次元に位置する二つの考察について考えている。一つ目は、近代世界における自由の歴史に関係し、二つ目は、自由についての私たちの観念の存在論的な内容そのものに関係している。

歴史のほうから始めよう。注目すべきことに、そして非常に驚くべきことに、近代における自由の獲得——一六世紀の人間主義から二〇世紀の民主主義に至るまで——は、この自由のあらん限り深刻な問い直しをともなうものだった。

人間主義や民主主義によって宣言された自由に対する批判が始まるのに多くの時間は要さなかった。所有の不平等が自由の不平等な使用法を生み出し、この不平等な使用法が自由そのものを毀損するということは、早々に理解されるところとなった。さまざまな自由のうち最も単純で不可欠な自由は、みずからの生活の糧を得る自由だが、労働市場でみずからを自由に売る人々がいる一方で、他方でこの市場の条件を主権者や暴君のように自由に支配する者がいるとき、生活の糧を得る自由など茶番であることが明らかになる。それゆえ、一九世紀から二〇世紀のあらゆる労働闘争は、他のすべての権利を行使する条件である労働の権利に、形式的ではなく現実的な内容を与えるという要求を指針としていたのだった。

しかし、私たちはこうしたことを完全に忘れてしまった。実際、社会における共通の自由が——共産主義として——万人に実現するような社会を、労働によって作り出そうとした結果生み出されたのは、別のかたちの依存だけだった。いたるところでつねに労働条件はより複雑になり、決定者の自由と実行者の従属のあいだの隔たりを広げる科学技術の論理にますます依存するようになったのである。しかし、人口の大部分を占めているのは実行者たちなのだ——言うまでもなく、仕事と自由を奪われたひとも多く存在している。

その反面、消費財のさまざまな選択という広大な自由の空間が開かれることとなった。そこには生活のための糧や快適な設備だけでなく余暇や文化財も含まれ、いわば私たちが過剰という一大スペクタクルへと受動的・中毒的に吸収され、こうした過剰に対して依存するような事態が起こったのである。このとき自由は、コントロールと満足という私たちの能力のイメージとして広く利用されるようになった。現在最もよく観られている映画の大部分は、これ以外の内容を伝えていない。別の言い方をすれば、自己決定の表象が現実的な自己決定の代わりになっているのである。

実際に、人類の解放——あらゆる依存関係を克服した人類——が、近代の途方もない幻想であると意識され始めている。多くの点でこうした意識が抱かれるようになってきているが、とりわけ現在の私たちが知っているのは、地球上での生存条件が根本的に破壊され変形されることで、どれほど行動の自由が失われているかということだ。しかしそれゆえに非常に危険なのは、「真の」自由——より「自然」で、より「人間的」な自由——という幻想をくりかえしてしまうことである。自由についての私たちの思考そのものが進展してこなかった以上、この危険は大きい。自己決定というイメージは、まさにそこに問題があるにもかかわらず、なおも私たちを魅了しつづけている。

ここに至って、私たちは先に自由の観念の存在論的内容と述べたものに触れている。つまりそれは、何が自由を構成するのか、何が自由をもつとされる存在の本質的な固有性を構成するのか、ということだ。

驚くべきことに、自由を生み出した同じ歴史において、いかなる哲学も神学も、人間に対して自己決定の純粋かつ単純な力としての自由を帰することはなかった。まったく逆なのだ。ロックやルソーにおいてさえ、そうしたことはなされていない。ここで問題となる数々の思想の細部に立ち入らずとも、全面的で完全な自己決定は、神、

〈理性〉、〈精神〉、〈自然〉、〈歴史〉などと名指される完全無欠の存在についてのみ考えられ、たとえそうした存在が人間の理想的な姿や絶対的な姿を形象化しようとも、全面的で完全な自己決定が人間と同一視されたことはけっしてなかったと言えよう。ある意味で、私たちの文化は分裂的だったのである。一方で私たちは自由でなければならず、他方で私たちは自分が自由ではないことを知っていた。

それゆえに私たちは、「解放」、「独立」、「自由になること」について絶えず語ってきたのだ。つまり、自由の根本的な不在を前提とする操作について語ってきたのである。しかし、たとえ子どもが自由で責任をもった大人になることが可能であるとしても、たとえ囚われの身にある人を不可逆的な仕方で自由の身にすることができるとしても、たとえ暴君を打倒することが可能であるとしても、そのようにすることで自分自身で自律した絶対的主体を生じさせることができるかは定かでない。

私たちの表象のうちでそうした主体が取る形態は三つだけである。そして、それぞれが自律の制限に達する――つまり、自己制限に達するのである。

第一の形態は、自由思想のものである。自由思想は、その本来的かつ当初の意味では、社会的に承認されているあらゆる法やコードに対する完全な独立を表している。

こうした自由思想における自律とは、直接的な意欲や欲望の自律であり、こうした意欲や欲望はそれ自体がもたらすまったき高揚のなかにある。そして高揚は、そのイメージの否定しがたい魅力によって、避けがたくみずからを運び去って破壊するのだ——これは枯渇の問題ではなく、むしろ過剰による内破の問題である。実際、自由思想家の固有性は、何であれ固有であることの外に乗り出す点に存している。

第二の形態は、ラカンが提示したような、カントとサドの結びつきによって表されるものだ。[*1] つまりそれは、自分自身の法の絶対的主体という確実性である。法は、カントにおいては普遍的な理性へと、サドにおいてはそれに劣らず普遍的な主体性へと秩序立てられており、前者においては絶対的な尊厳が、後者においては前者に劣らず絶対的な残酷さが想定される。こうした両義性は、自由の内的矛盾、自由の自己‐脱固有化に等しい。

第三の形態は、マルクスが自由な労働と呼んだもの、つまり社会的であると同時に個でもある存在による自由な生産と関係している。このような生産において、生産物は明確に限定されている。しかし、マルクスはこのような事態を、まさにそれ自体が自由な労働として規定したのである。別の言い方をすれば、自由は自由それ自体の生産となるのであって、自由は前もって与えられる固有性や権利ではないのだ。自由とは、自由それ自体の行為なのである――しかし、実のところそれは、絶対的存在の完全な自律と同じように自由がみずからを前提としているということでもある。この点において、自由はそれ自体によってみずからを失う。なぜなら、自由はみずからを再生産しつづけるしかないか、新たな所有を生む生産力になってしまうかのいずれかだからだ。

ここに至っておそらく認めなければならないのは、自由が必要とする自律は、避けがたい仕方で、あえて言えば自‐動的に排除されるということである。

これらのことは、自己決定が存在の固有性であるということはありえないのだと教えてくれる。そもそも、一般に「固有なもの」を前提とすることこそが、おそらく問題の位置づけを最初から誤ったものにしているのだろう。私たちが人間に固有な特性を知っているとしたら、私が本来的に何ものであるかを知っているとしたら、民族がその固有な起源と本性を支配しているとしたら――そのとき、自由がこれらの固有性

＊1　この点については次の論考を参照のこと。Jacques Lacan, « Kant avec Sade » in *Écrits*, Seuil, 1966, p. 765-790.〔「カントとサド」佐々木孝次訳、『エクリIII』、弘文堂、一九八一年、二五五‐二九三頁〕

によってあらかじめ足枷をつけられていることは確実であり、あるいは「自由であることが自由にできる」という悪循環へと固有性が行き着くのは確実である（全能なものとして現れる神も、全能である力をもっているという悪循環に陥る）。[*2]

おそらく私たちは、非固有性の経験以上に内密な経験をおそらくもっていない。私とは誰か。この民族はいかなる民族なのか。人間とは何か。カントは、こうした三重の問いに対して答えは存在しないと述べた。つまりそれは、問いそのものが立てられるべきではないということだ。それは、本質や固有な本性に関わる問題ではないのである。

固有なもの、本来的なもの、オリジナルなもの、本質的なもの、原理的なもの、純粋なもの、こうしたものはけっして存在しない。なぜなら、いかなるときもこれらは探し求めるべきもの、掘り出すべきもの、粛清＝純化すべきもの（ここではこの語の恐ろしい意味を念頭に置いている……）[*3]だからだ。そして粛清や純化において、他なるもの、非同一的なものは排除されるのである。

固有なものは、たとえ純粋に自由な存在としてであれ、けっして前提とはされない。それは、所有物ではない。私の自由は私が所有しているのではない。むしろ、つねに来るべき固有なものの自由な発明に私のほうが属しているのだ。この固有なものは、私が生きているかぎりつねに来るべきものであり、行うべきものであり、感じ取るべきものなのである。私の死が固有なものを完成させることもない。私の死が示しているのは、固有なものがつねに他なるものであり、いわばつねに「向こう」であるということだ。あらゆる海に海の向こうがあり、超音波が音域に属するように、私たちの通常の狭隘な固有性や財や権利も、ものやひとに関する固有なものの向こうと関係している。固有なものの向こうは、つねに私たちを超えて存在しているのだ。

したがって自由には、私が意のままに使える権利の固有性のような固有性はいささかもなく、いかなる単純な同一性もない――「私の自由」、「自由な民族」、「自由な作品」といったものは、自由が無視しようとする一切のもの、自由を拒絶し束縛する一切のもの――身体、精神、情動、関係、欲動の必然性や限界や重み――と混ざりあっ

＊2　「全能」と「力」の関係については、Ⅳ章の訳註4を参照のこと。

＊3　「粛清＝純化する」と訳した « épurer » は、一般的には広く不純物を取り除く行為を指すが（たとえば石油やガスの「精製」など）、集団や思想に関して不純分子を排除する際にも用いられ、この場合は日本語で言う「粛清」に相当する。もちろん、ナンシーがここで指しているのは「粛清」という意味である。

てしか存在しない。

デリダは次のように書いている。「自由を引きとめるもの、自由が埋もれた起源から受け取るもの、自由の核心と自由の場において働く重力、自由はこうしたものと通じ合い、やり取りをする」(1)。

（1） Jacques Derrida, *L'écriture et la différence*, Seuil, 1967, p. 101.〔『エクリチュールと差異〈新訳〉』合田正人・谷口博史訳、法政大学出版局、二〇一三年、一二九頁〕

有用性と非有用性

ウイルスによって哲学は機能不全に陥っているのかと問われている。これは興味深い現象だ。私が理解するに、こうした問いを引き起こしているのは、思考によって危機から抜け出したいという期待である。こうした事態はいささかも新しいものではないが、明らかに問題を解決するのが〔哲学ではなく〕一連の技術的・実践的手段のほうであるような状況にあっては、こうした事態は興味深いものとなる。

哲学が叡智の技法であったことはけっしてない——たとえ思考を働かせることが、人生の困難や死の袋小路といった現実に憤らないよう促すことに必然的に通じざるをえないとしても、哲学は叡智の技法ではない。まずもって哲学とは、現実が一切の把握から逃れると認めること——より正確に言えば、このように現実が把握から逃れることに関しては、認識も承認も存在しえないと認めること――である。それと同時に、私たちは哲学へとまさに差し向けられている、あるいは哲学によって運命づけられている。すなわち、私たちは話をする人間や動物として存在しているということだ。このように行き先が定められていることによって生み出されるのは、運命論者が述べるような運命ではなく、送り出すこと、投げること、押すことである。こうした送り出しの背後や手前に何かを探してはならない。人間とは、大胆な動物、危険を冒す動物なのである。

かつてデリダは、「運命彷徨」[*1]、すなわち彷徨うよう定められていることについて語っていた。彷徨うことは、道に迷うことではない――なぜなら、道に迷うことは経路から外れてしまうことを前提としているからである。彷徨うことは、まちがったルートを進むことではなく、ルートも目印もない空間を歩き回ることである。信仰や達観した経験にもとづくルートや目印は存在しないのだ。彷徨うことは、未知のもののみならず認識不可能なものへも送り出される経験なのである。

当初から、哲学とはこのような危険を顧みない送り出しだった。そして、こうした送り出しは、それ自身に生気を与え、みずからを駆り立て、暴走し、よりいっそう遠くへとみずからを送り出す。存在、知、神の彼方へと、一切の彼方の彼方へと突っ走るのだ。こうした事態は、絶対知、永遠回帰、自由、実存、「運命彷徨」と呼ばれてきた――これらはすべて同じ事柄だが、それは同一性や固有性をつねに免れる事柄なのである。

また同じ勢いのなかで、送り出しによる同じ文化が征服という企ても展開した。この企ての見通しも同じく摑みどころのないものだが、さまざまな対象と実践的な生産活動（機械、速度、論理、システム）――これらは完全なものとみなされる――が姿を現すこととなった。同じ彷徨が力と出会い、それを用いてさらに新たな力を生み出したのである。私たちは、火打石を削り出し、弓を引き、さらに時を経ていくつかの混合物には爆発する特性があることを発見した。身を守るために、あるいは征服するために、私たちはこれらをコントロールしようとした。

しかし、私たちはコントロールするためにコントロールすることを欲してもいた。

＊1　「運命彷徨（destinerrance）」は、「運命（destin）」と「彷徨（errance）」から成るデリダによる造語で、投げられた言葉が転送や誤配をくりかえして彷徨い、ただ一つの「真正な」宛先に届くことがない事態を指している。

それは、意志そのものを意志する〔＝欲する〕のと同様であり、私たちはおそらくカント以降になってようやくそのことを発見した。カント以降、「もはや意志はいくつかの可能なもののなかから決定を行う可能性にとどまらず、みずからの表象によってまさにこの表象を実現する原因となる能力でもある」[*2]。このとき、現実化の力ないし生産の力が、明白に人間を特徴づける目印となったのである。

マルクスは『資本論』で次のように書いている。「まずもって最悪の建築家と最良のミツバチを分けるのは、建築家が巣箱のなかに部屋を作る前に、頭のなかで部屋を作り上げている点である。労働による結果は、労働者の想像のなかに観念的に先立って存在している。労働者は自然の素材の形を変化させるのみならず、みずからの意識のなかの固有の目的を実現するのだ。この目的は、労働者の活動様態を法として規定し、労働者はみずからの意志をこの目的に従わせなければならない」[*3]。

マルクスのこの一節において、意志が従うのは「意識」のなかで作り上げられた法に対してであり、自分自身において与えられる法への服従は自由そのものなのである。これは、ルソーが述べたことであり、またスピノザが神についてのみ規定したことだ。つまり近代的な意志は、数多の対象を生産するだけでなく、主体の観念的で想像的な力の自己生産――さらには創造――に等しいものとなったのである。

哲学は、過去一世紀のあいだ、「主体」という概念に関して多くの仕事を積み重ねてきた。主体の複雑さ、静態的な実体と対立し、いかなる土台もないところまで押し進められた主体の力動的な特徴、さまざまな力――前主体的な力、主体と並行する力、主体以後の力――の果てしない相互接続へと開かれた主体の脆さ。こうしたものは一方では無意識と、他方では大衆や群衆と呼ばれ、さらには神話や構造とも名指された。このような仕事によって、主体という概念は途方もなく捉えどころのないものになったのである。

＊2 カントの著作にこの通りの文言は見当たらないが、後半部分はおおよそ『実践理性批判』の「欲求能力とは、ある存在者がみずからの表象によってこの表象の対象を実現するための原因となるような能力である」という一節に対応している（『実践理性批判』波多野精一・宮本和吉・篠田英雄訳、岩波書店（岩波文庫）、一九七九年、二七頁）。ナンシーはカントの原文で「欲求能力（Begehrungsvermögen）」となっている部分を「意志（volonté）」としているわけだが、そもそもフランス語において「意志（volonté）」と「欲する（vouloir）」は同源であり、その点を踏まえれば、ここでナンシーが語る「意志」には「欲する」という欲望・欲求のニュアンスが多分に含まれている点に注意されたい（ちなみに、カントの「欲求能力」は、フランス語訳では « faculté de désirer » と訳されることが多い）。

＊3 マルクス『資本論（二）』エンゲルス編、向坂逸郎訳、岩波書店（岩波文庫）、一九六九年、一〇頁。

そして、投企が「主体」とされてきたものに取って代わりつつあることが次第に明らかになっていった。しかし、投企は――バタイユが考えたように――「至高性」と対立するものである。「至高性」とは、意味の彼方の意味であり、マルクスが「一般的等価性」と呼び、バタイユが「同質性」と呼んだものに服従することを拒む、本質的に未完成な意味なのである。おそらく、ドゥルーズ流のイメージでは「逃走線」とも言いうる「運命彷徨」は、究極的な宛先というつねに投げ直される目的性――満ち足りた社会、完成された人類――に取って代わることを求めていたのだろう。同様にラカンとともに精神分析は、社会的標準化の企てと、ありそうもない冒険を語るにまかせることとのあいだの隔たりを深めていった。

もちろん以上のことが、対抗する投企を引き起こすことはけっしてなかった（対抗する投企という考え方自体が矛盾を含んでいるだろう）。これらは、一つの時代の精神的誘因だった。この時代においては、非常に単純に非有用性の部分と呼びうるものを発見ないし再発見する必要性が感じられていたのである。

しかし逆説的なことに、それと同時に――過去五〇年来――世界を覆いつくしつつあった文明のモデルは、絶えず新たな有用性を作り出してもいた。一方では技術の進展が有用な機能を備えた道具をますます生産し、他方では世界的な人口の増大とコミュニケーションの拡大によって、指数関数的に発達する有用性へと誰もがアクセスできることが望ましいものとされた。しかし、いまやこうした欲望そのものが、富を生産する限られた人々によって有用な富が独占される事態にぶつかり、それとともに有用な生産物に対する熱狂が生み出す深刻な混乱——気候、エネルギー、実存に関わる混乱——に直面している。

結果として現れた世界において、投企は見通しのきかない破局的なものとなり、主体は実質を欠き（抽象的な権利の主体、粗末な信仰の主体）、対象は使いものにならなくなりつつある。あるいは、こうした仕組みの全体は、それ自身の閉じた有用性のためにだけ完璧に作動するものなのかもしれない……。

ウイルスのパンデミック——またパンデミックにまつわる新たな措置、議論、矛盾、不確実性——は、これまで簡潔に述べてきたことをいわば大きく映し出す鏡なのである。ウイルスは新しいが、それ以外にこの危機において新しいものは何もない。ウイルスの蔓延は、長きにわたって隠喩として「ウイルス性の」と呼ばれてきた数々の蔓延と同じような広がりを見せているし、対策の限度や様態は、それを実行する政治的・科学技術的権力の能力やイデオロギーをまさに反映している。私たちの力と弱さが、それぞれの役割を果たしているということだ。

とはいえ何らか新しいものがあるとしたら、それは恐怖である。私たちは、ひどく陰湿に思える感染と非常に捉えがたい病を恐れている。明らかにこの病は六五歳以下では深刻な症状をあまり引き起こさないが（それゆえに予防戦略は複雑なものとなる）、それでも脅威であることにかわりはない。その脅威は、慢性病のようであったり、ときに自覚症状のないかたちであったりさまざまだ。これまで恐怖の範囲は、原則的に明確ないくつかの病や犯罪やテロの可能性にある程度限定されていた。しかしそれらは拡散する恐怖ではなかったし、振る舞いや場の配置によって引き起こされ、そのような振る舞いや配置がすぐさまさらなる不安を呼び招くような恐怖ではなかった。たとえば、衛生用のマスクは予防のしるしであると同時に不安を呼ぶ合図でもある。あたかもサージカルマスクをつけている者は、何らかの陰謀家か悪党の一味であるかのようなのだ。[*4]

しかし、こうした恐怖は幼稚なものだ。幼稚なものは衝動的であり、自身を説明することができない。実際、私たちは私たち自身を恐れており、私たちを取り囲む未知のものや規定されていないものの一切を恐れている。古代社会がどれほど恐怖を知悉しており、どれほど市民生活や食糧、気候、衛生に関する不安定さについて知っていたかを、私たちは完全に忘れてしまっている。かつて恐怖は、さまざまな名をもっていた。畏怖、過酷なもの、現実か想像上かを問わずひどい危険を前にしての慄き、不安、びくびくとする恐れ、目前の危機を考えるときの戦慄、動揺、心配、権力や力にまつわる永続的な脅威に対する危惧。

「恐れ知らずの勇者」というモデルは、誰もが恐怖を抱いて生きていればこそ重要だったのである。おそらくあらゆる生が、殺される恐怖や、自分自身を殺してしまうというより複雑な恐怖を抱いている。そして、哲学も恐怖を免れるものではない。哲学は、保証をもたないという恐怖によって形づくられている。ただし、哲学は恐怖を驚きにし、根本的な困惑にするのだ。実際、あらゆる哲学は死への恐怖に発する。ま

＊4　「陰湿な」と訳した « sournois » という形容詞には、「表に現れてこない」という意味もあり、新型コロナウイルス感染症において症状の出ない不顕性感染の事例が多いことが暗に言及されている。

たこの恐怖それ自体は、宗教的な保証の不在に発している。そして、この不在は私たちの社会を構成するものなのである。しかし、こうした事態が意味しているのは、私たちが自分自身を知らなければならず、私たちが実際に死へとさらけ出されている、つまり意味の未完成へとさらけ出されていると考えなければならないということなのだ。

それでは、農作物の収穫がなされるとき、子どもが大きくなるとき、関係――社会的関係、友好関係、恋愛関係――が結ばれるとき、何が完成したというのか。何も完成しないのだろうか。何ものも最終的な目的という状態にあったためしなどない――そうだとすれば、それらは生の中断なのだ。生の中断は美しい――ただし、それが殺害によって引き起こされたものでないかぎり。生の中断が美しいのは、いずれにせよ生が生それ自身と一致しているからである。つまり、生は恐怖の縁でみずからを宙吊りにするのだ。生が失われる。それはたしかなことであり、他者にとっては慰めがたいことだ。しかし、生はそれ自身に別れを告げ、みずからに「アデュー」と言う。

実際のところ私たちがもっているのは、意味のこうした本質的な未完成の意味なのである。私たちがよく理解しているように、生とは惰性を保つことではなく、実存が危険を冒すことなのだ。反対に、私たちにとって我慢ならないのは、安楽を約束する言葉やコントロールの保証、精度の高い知や権力が、一部の人々のための力、大多数の人々にとっては有害な力に従属する人類を育んでいることである。それは、精神を欠いた人類、意味を欠いた人類だ。それでも、人類はみずからのうちにこの意味をもっている。それは、自分自身へとさらけ出された実存の意味、みずからに固有のチャンスと運命へとさらけ出された実存の意味である――この実存は、計算する機械の群れに利用されることがない。なぜなら、そうした機械が私たちの生を計算すると称するのに対し、私たちは自分たちの実存が計算不可能であることを知っているからだ。

コンラッド・エイケン[*5]とともに、私たちはこう言わなければならない。

そしてここで私たちは事物の一覧を目にした――

＊5　コンラッド・エイケン（Conrad Aiken, 1889–1973）は、アメリカの詩人、作家。一九三〇年に、*Selected Poems*でピュリツァー賞を受賞しているほか、短編小説の名手としても知られる。日本語で読める作品として、代表作である短編「音もなく降る雪、秘密の雪」（野崎孝訳、北村薫・宮部みゆき編『教えたくなる名短篇』、筑摩書房（ちくま文庫）、二〇一四年所収）などがある。

すべてはリンボのメールストロームに捕われ
漏斗の端まで渦巻く同心円のなかで
数もなく、意味作用もなく、目的もない。
目的の欠落は一つの名をもっている
意味作用の欠落は心臓の鼓動をもっている
数の欠落は星々の外套を纏っている。(1)

（1） Conrad Aiken, « The Coming Forth by Day of Osiris Jones » in *Selected Poems*, Oxford University Press, 1961, p. 79.〔原書では、フランス語訳、英語原文の順に併記するかたちで引用がなされており、原註はフランス語訳の末尾に付されている。しかしながら、原註は極めて不明瞭な参照指示であるため、訳者の側で英語原文への参照指示へと改めた。〕

IX

あいかわらずあまりに人間的な

現在の状況を明らかにすることはできるだろうか。むろん、それは最終判断を下すことではなく、ウイルス性の海を私たちが航行する際のいくつかの目印をつけることである。そうしたことは可能だろうか。ウイルス性の海は、言説の海にもなった。冗舌はあらゆる感染の拡大にともなうものだが、今回もきちんと私たちを運び去ったのである。あまりに多くの言説が存在し、くるくると回転しながら休みなく動き回っているため、「哲学」という語がブドウの巻きひげや威嚇する蛇のとぐろに似通うほどになっている。こうした事態は人間的であり、あまりに人間的である――しかしもしかすると私たちは、私たち自身を少しでも理解するために、いささか人間的すぎる必要があったのかもしれない。

そのようなことがあるのだろうか。ウイルス性の海の大渦潮《メールストローム》は、興味深く注目に値するものを浮かび上がらせたのだろうか。私はそう考えている。私には、これからの私たちの長い道のりに資するいくつかのシグナルと標識を、発見するわけではないにしろ示すことはできるように思われる。

それは少なくとも五つある。次のような順で見ていこう。(一) 経験、(二) 自己充足、(三) バイオカルチャー、(四) 平等、(五) 点。

経験 私たちはある経験＝実験をした。[*1] そして、いまもなおそれを経験している。この経験は、前代未聞の現実という試練である。実質的に世界規模で広がる感染という現象、極めて狡猾で複雑な様相を呈し、安定せずに変化しつづける感染という現象は、厳密に前代未聞であるだろう。それゆえ、あらゆる経験は不確実性の経験である。確実性、すなわちそれ自身についてそれ自身によって保証された知は、デカルト的真理の特徴である。もちろんこのような確実性は、フランスに特有のものではなく、いまや知――科学、技術、社会制度、政治、そしてほぼ文化にまつわる知――に関する私たちのあらゆる表象を秩序立てている。したがって、試練を受けているのは、私たちの保証や確信という秩序の全体なのである。それゆえに、私たちはまさに経験＝実験をしている。私たちは、私たちが予め定めたプログラムの外へと押し出されているのだ。

これは新しいことではない。すでに数十年にわたって不確実性は働きつづけており、世界の相貌は変容しつづけてきた。私たち自身が招いたよろめきや災厄が、ますます私たちを不意に捉えるようになってきていた。しかし、〔今回のように〕微小な寄生虫がかつてない毒性をもった事態を経験し抜く力を、政治、エコロジー、移住、財政に関する指標が与えることはなかった。たいていの場合、かつてないことというのは、実際にはすでに理解されていながらも、感じ取られず、受け取られなかったことなのである。経験が私たちに課しているのは、かつてないことを受け取ることなのだ。

＊1　「経験」を意味するフランス語 « expérience » は、同時に「実験」も意味することに注意されたい。ここでナンシーは、パンデミック下の私たちの「経験」が、保証や確実性のない「実験」となることを語っている。

経験＝実験をすることは、つねに道に迷うことである。私たちはコントロールを失うのだ。ある意味では、私たちは真にみずからの経験の主体であったためしなどない。むしろ、経験が新たな主体を生み出すのである。別の「私たち」が、生まれようとしている。経験は、超過してあふれ出す。つまり、経験は一つではないのだ。経験は、その主体とともにその対象をもはみ出る。経験を理解して包摂し、同定することは、実験プログラムへと経験を組み込むことであって、まったく異なることだ。私たちが計算不可能なものに触れるのは、プログラムがないところにおいてである。定義上、計算不可能なものとは、価格の外部にあり、それ自体で絶対的に価値をもっている。

自己充足　私たちが、確実性や保証とともに自己充足が揺らいでいると感じたとしても驚くにはあたらない。揺らいでいるのは、個人、集団、国家、何らかの国際機関、科学や道徳上の権威の自己充足である。そうしていずれにせよ、相互依存が再び活性化することとなった。活性化しているのは、感染という相互依存であると同時に連帯という相互依存であり、距離を置くという相互依存であると同時に互いを配慮するという相互依存であり、規則を遵守する団結という相互依存であると同時に一切を再発明するよう促すアナーキーという相互依存である。

自己充足〔autosuiffisance〕の動揺に関して最も顕著な目印となるのは、「自己＝自動〔auto〕」というモチーフである。自動車〔automobile〕は、それだけでこのモチーフの非常に具体的な象徴となりうるだろう――いまや自動車は、故障し危機に陥り、その改良や社会的役割が恐るべき仕方で問われている。自己＝自動、すなわち「それ自身によって」ということ（これもまたデカルト的な重要なモチーフだ）、自律した意志、自己意識、自主管理、オートメーション、主権内の自給自足、これらは西洋－グローバルの要塞、技術的で民主的だと自己を宣言する要塞の突出部をなしている。

現在、ほかならぬこの要塞にひびが入り、再構築が同時に行われている。かつて私たちは完全な人間を期待し待ち望んでいたが、いまや私たちは、むしろ残忍な非人間性を体現するマルチチュード、少なくとも自己充足するという能力への重苦しい不安を示すマルチチュードとともにみずからを見出している。こうしたマルチチュードの能力は、どの一片を取ってみても、あまりにも多いかあまりにも少ない。あまりに多くの情報をもっていながら、あまりにも何も知らず、あまりにも多数でありながら、あまりにも結集していない。あまりにも力をもっていながら、あまりにもできることがない。とりわけ、あまりにも自律的でありながら、あまりにも自動調整が利かない。

いかなる哲学者も、デカルトやヘーゲルさえも、自己充足を引き受けたことはなく、ニーチェ以降の一切の思考は自己充足に疑いの目を向けている。自己充足とは、まさに近代がつまずくものなのかもしれない。「汝自身を知れ」（ソクラテス）から「汝自身を触発せよ」（シュレーゲル）まで、「同じ」ものがつねに他なるものであるということを忘れさせる曖昧さが広がっている。それゆえ、利他主義に訴えることは不毛だ。そうした訴えは、外在的な他なるもの、外因的な他なるものに助けを求めている。しかし、同一性《アイデンティティ》——人格であれ、民族であれ、人類であれ——の構造やエネルギーをなすのは、内在的な他性なのである。

「自己」によって、「充足」一般が問われている。つねにあまりに多くあまりに少ないものを、何が充足させる——満足させ、満たす——ことができるというのだろうか。存在することに満足することなく生成し、欲望し、死ぬもの——つまり生きて実存するもの——を、何が充足させられるというのだろうか。

バイオカルチャー　この語によって私が理解したいのは、実験室での生体組織の試験ではなく、あらゆる話題に「バイオ」という半シニフィアンが明滅する私たちの文化のことである。この半シニフィアンに対して（「生の操行」というアッティカにおける意味の代わりに）「有機的生」という意味を与えた私たちは、生命体の全体を危うい状態にさらして以来、この半シニフィアンに大きな関心を寄せてきた。「バイオ」は、保護され、配慮され、養われなければならないというわけだ――そして、「生政治《バイオポリティクス》」が「バイオ」にもたらす脅威が非常に重視されてきたのである。そもそも「生政治」が非難していたのは、ある人口において生産の収益性の条件を計算するという行為である。しかし、いまや健康を公的に管理し、そして一般に社会的生活環境と個人的な生活環境の総体を公的に管理すること（専制的な管理であるか絶対自由主義的な管理であるかは、この問題に関してはほとんど重要でない）が重要な位置を占めている。このように、以前からすでに疑わしい概念だった生政治が破産したことによって、いまやよりよい見通しが得られるようになっている。

ある意味で管理への反転とは、健康という理想へと向かう古来の運動への復帰にすぎない。当然、そのような理想へと向かう漸近線は、人間の生の際限なき自己メンテナンスとなる（そのうえ人間の生は他の生命のための諸条件とは相容れない）。それゆえ、私たちはこう問うことができるだろう。いまや十全な民主主義への期待は、生物学主義的な政治にかけられるべきなのだろうか、と。生命と配慮の政治は、アリストテレスがポリスでの目的とした「善く生きる」(eu zên) に対応するものなのだろうか。

もちろん私たちはそうではないことをよく知っている。パンデミックが私たちに示しているように、ウイルスを避けることは、個人の生についても集団の生についても、その善を定めるものではない。「バイオ」は、「善く生きる」を生み出さないのだ。しかし、それと同時に私たちが生産と消費のスパイラルに巻き込まれることを拒絶するとしたら、そのとき私たちに求められているのは「善く生きる」を定義し直すことだろう。「善く生きる」ということは、死や病を避けることができず、一般化して言えば、生に内在し(ここでもまた内在なのだ)その一部をなすアクシデントや予測不可能な事柄を避けえないということなのだ。別の言い方をすると、もはや私たちの社会に「別の生」という表象が存在する余地などないという前提のもとで、私たちは「バイオ」の彼方の生を思考しなければならないのである。それゆえ私たちは、デリダが「生き－延びる」という語の多義性によってしるしづけたことと格闘する必要がある。[*2]

そしてまた、問われているのは政治以上のものでもある。ただし、それは政治という語によって意味の漠然とした全体――こうした全体においてはガバナンスと実存の区別がもはやなくなる――を指すような濫用をやめるかぎりでのことだ。

ビオスとポリス、つまり生と都市は、私たちのシニフィアンのうちで最も不透明なものになった――そして、いかなるアルゴリズムもこれらの新たな意味を生み出すことはないだろう。私たちの壊れたギリシア語とは別の言語を話す必要があるのだろう。

平等　これまで述べてきたことのすべては、平等という論点へと導かれる。私たちの誰もが、私たちの自律と生の限界に出会う経験へと突き動かされ、それとともに私たちは平等とも直面している。たしかに、私たちは平等を主張したつもりになっている

＊2　「生き延びる（survivre）」という語は、一般には「長生きする」、「生き延びる」という意味の動詞だが、「生き‐延びる（sur-vivre）」とハイフンによって分けて書かれることで、多義性が強調されることとなる。一方では、« sur » を「…について」、「…に関して」という対象や主題を示す前置詞として捉えれば、「生きることについて」という意味になる。しかし他方で、« sur » を「過剰」や「…を超えて」を示す接頭辞と捉えれば、「生きることを超えて」、「過剰に生きること」という意味になる。またデリダは、「生き‐延びる」という語を言語行為論が言うところの「言及」という観点から考えれば、この語の多義性はさらに広がっていくと述べている。ジャック・デリダ「生き延びる」（『境域』若森栄樹訳、書肆心水、二〇一〇年所収）を参照のこと。

が、実際のところ平等はあらゆる点においていたるところでひどく台無しにされつづけている。先進国においては、自由――たとえば、散歩という私たちの小さな自由――に対する反応のほうが、不平等――とりわけ、衛生・社会上の予防の不平等――に対する反応よりもはるかに激しかった。バリバールが提起した「平由」[*3]という概念が呼び出されることは一度もなかった。

しかし、私たちが痛いほどよくわかっているように、不平等がこれほどひどかったことはいまだかつてない。つまり、不平等がこれほどまで広がり、耐えがたかったことはいまだかつてないのだ。なぜなら、かつて存在した社会的なヒエラルキーにおける不平等は、技術・財政的な序列――現実から象徴的なものや想像の次元にまでわたる序列――によってお払い箱になったわけではなく、むしろ事態は逆だからだ。

私たちの文明は、平等を原理としている。私たちの文明において、平等は人間の生命がもつ平等な価値（あるいは尊厳）にもとづくと考えられている（もちろん他の生命についての問いも必要だが、ここでは問わないでおく）。要するに、ほかならぬ生命こそが自動的に平等性を付与しているのである。一七八九年の人権宣言にあるように、「人間は自由かつ平等なものとして生まれる」。ここでの「生まれる」という動詞には、多大な負荷がかけられている。生まれるとは、生物学的な行為ないし作用なのだろうか。そうでないとしたら、生まれるということの争点はどのようなものなのか。ここでこれ以上詳しく論じることはできない――ただし、死ぬことに関しても同様の問いが提起されうるということだけは記しておきたい。

今日、明らかになったのは、私たちは私たちを平等にするものを知らないということだ。それゆえたいていの場合、私たちはそうしたものを「よりよい世界」におけることと仮定したり、そうした世界に投影したりして満足してしまう。しかし、現実の不平等は、これ以上応答を延期しないよう私たちに迫っている。もはや階級闘争の図式に厳密には当てはまらないことが、非常に強い力をともなって前景化しているのである。「生に呪われたる者」（つまり呪われたる者という生）が存在してもよい理由などけっしてないのだ。私たちの存在理由は、生まれて死ぬことであって、財や権力や知を獲得することではないのだとしたら、つまり私たちが生きる理由が、〈生きること

＊3　「平由（égaliberté）」は、「平等（égalité）」と「自由（liberté）」が組み合わされたバリバールによる造語。エティエンヌ・バリバール「「人権」と「市民権」――現代における平等と自由の弁証法」（大森秀臣訳、『現代思想』第二七巻第五号、青土社、一九九九年）を参照のこと。

以上〉という理由なきことにしか見出されえないとしたら、「生に呪われたる者」の存在を許容する理由はどこにもないのである。そうした理由なきものは、アンゲルス・シレジウスが語る薔薇のようなものだろう。「薔薇はなぜという理由なく存在する。薔薇は咲くがゆえに咲く。自分自身を気にせず、ひとが見ているかどうかも考えない」[*4]。

これは、非常に人間的なことではないだろうか。あまりに人間的だろうか。しかし、生まれて死ぬこと、現れて消えることに誰が尺度を与えられるというのだろうか。

点　簡潔に言おう。問われているのは、現在の状況を明らかにし、点を生み出すことだけである[*5]。まさにそれは次元なき点であり、転換点、反転する点、革命の点である。私たちは、「なぜという理由がないこと」を文明の尺度にすることができるだろうか。もしできないのだとしたら、すでにぐらついている道筋をなおも遠くまで進んでいくことができるかは定かではないし、残るのはウイルス性の混乱だけだろう。

私たちはあまりに人間的なので、「なぜという理由」を必要としないのだろうか。しかし、結局のところ、私たちは日々みずからの生を生きながら、すでに漠然と不明瞭な仕方で「なぜという理由がないこと」を理解しているのではないか。私たちは、知らず知らずのうちに自発的に、「理由がないこと」がいかなる理由よりも強力で並外れたものであることを知っている。花の輝きや微笑みや歌のように。

＊4　『シレジウス瞑想詩集（上）』植田重雄・加藤智見訳、岩波書店（岩波文庫）、一九九二年、九〇頁。
＊5　ここでナンシーは « faire le point » という表現を用いている。一般的にこの表現は、船や飛行機の「位置を特定する」ことや、そこから転じて「現在の状況を明らかにする」ことを意味する成句であるが、ここでは文字通り「点（point）」を「生み出す（faire）」という意味でも用いられている。ナンシーにとって、広がり・次元を欠いた「点」というモチーフは、「真理は点を打ち、意味は連鎖する」（Jean-Luc Nancy, *Le Sens du monde*, Galilée, 1993, p. 29）と言われるように、「真理」と関係する重要概念である。

付録1
ニコラ・デュタンとの対話

共同体や意味、さらには民主主義や宗教や聞くことなど、あなたの哲学が対象としている事柄は数多くありますが、そのうちの一つは触れることでしょう。もちろん触れることができないという事態を想像することはいつでもできますが、実際に触れることがほとんど不可能になった現在の状況に対して、あなたはどのような反応をなさるでしょうか。私たちが茫然自失としている理由の一端は、触れることの剝奪にあるのではないでしょうか。

私はそうは思いません。第一に、私たちは茫然自失としている一方で、さまざまな他者から刺激を受け、目を覚まし、危険を知らされ、動かされてもいます。ですので、いずれにせよ触れることが茫然自失としている理由ではないでしょう。逆に、連絡、メッセージ、電話、提案、思いつきが、文字通りウイルス性の増殖を見せているのです……。お隣さんから友人や遠く離れた国の見知らぬ人まで、それはもうあふれんばかりで……、ミツバチの巣箱のなかのような落ち着かなさです。

剥奪が存在しているのはたしかです。けれども、どんなときでも剥奪は奪われたものの特徴を明らかにします。私たちは触れ合うことができないからこそ、それだけにいっそう分離に触れているのです。

あなたがさまざまな著作で簡潔に述べられているように、「身体とは尻込みするところ」[*1]です。「開けた空間」とも言われるこの「実存の場」は、監禁状態をチャンスとして生きなければならないのでしょうか。それとも、脅威として生きなければならないのでしょうか。

前の答えにつづけて言いましょう。分離は、私たちが触れているものであるだけでなく、私たちがそれによって触れているところのものでもあります。つまり、触れることとは最小限の距離《ディスタンス》であって、距離《ディスタンス》の廃絶ではないのです。もちろん外出禁止を不安に思うことは自然な反応で、接触や現前が取り戻されることを願わずにはいられません。けれども、誰かが現前しているということは、単純に私から一メートル以内にいるということではないのです！　現前は、本質的にアプローチや到来のなかで与えられます。現前とは、運動であり、前に存在すること、そばに存在すること（« praes-entia »）[*2]なのです。

しかしそれと同時に、外出禁止は社会的な差異もあらわにしています。数千人が同じスーパーで食料品を買うような都市に住んでいる場合には、近所の街角に商店や食料品店がある場合よりも買い物は圧倒的に大変で困難なことでしょう——もちろんパン屋は別ですが。広々とした部屋に住む六歳や一五歳の子どもの状況は、児童養護施設の子どもが置かれた状況とはまったく異なります。居住地域、学校、教員の能力、

＊1　『共同《コル》‐体《プス》』大西雅一郎訳、松籟社、一九九六年、一三頁。
＊2　ここでナンシーは、「現前（présence）」の語源であるラテン語 « praesentia » にハイフンを入れることによって、「前に‐存在する」という意味を際立たせている。「現前」のなかに「距離」を見て取る（ハイフンを入れる）というナンシーの思考は、「イメージと暴力」などのイメージ論でも展開されている（『イメージの奥底で』西山達也・大道寺玲央訳、以文社、二〇〇六年、五一‐五二頁を参照）。

家庭の情報環境によって、きちんとしたオンライン授業を受けられるか、まったく受けられないかが決まるのです。こうした例をさらに挙げていかなければならないでしょう。

パンデミックは社会・経済・国家間の格差と分裂を再生産しているのです。外出禁止——このテーマだけに限りましょう——は、一戸建てのしっかりとした壁に囲まれて暮らしてきた人々と、とりわけ屋外で暮らしてきた人々、つまり路上や市場や広場やカフェの前で集団で暮らしてきた人々にとっては、同じ意味をもちません……。

あなたは、とりわけ『欠如するしるしづけ』[*3]において、皮膚というものが哲学において不在であることを明るみに出しています。世界との第一の接触である皮膚は、私たちに関して何を伝えているのでしょうか。

私たちの皮膚が触れ合うためにさらけ出されているような状況で行われた分析をくりかえすことは、時宜を得ないことでしょう——もちろん皮膚の役割の一つは触れ合うことです。先日、私は『世界の脆き皮膚』[*4]という本を出しましたが、それはまさに世界が皮膚をもっていないからなのです。世界は有機体ではありませんが、世界の皮膚はすみずみまで私たちの関係であるような関係から作られています。つまり、そうした関係の距離や近さ、接触、傷、愛撫から作られているのです。

もちろん握手が禁止されるだけでも、握手という身振りの意味が雄弁に物語られることになります。手を握るということは、手を握りつぶすことでも、グローブで突き返すことでもありません。これ自体、一つの思考と言えるほどのことでしょう。

眠りもまた哲学によって長いあいだ顧みられなかったテーマです。哲学は眠りと距離を取り、身体の休息や魂の夜に眠りを閉じ込めてきました。なぜ、眠りはあなたの注意を引いたのでしょうか。[*5] 無意識や夢の時間でもある眠りの経験との新たな関係を発明しなければならないのでしょうか。

＊3　Jean-Luc Nancy, *Marquage manquant & autres dires de la peau*, Venterniers, 2017.

＊4　Jean-Luc Nancy, *La Peau fragile du monde*, Galilée, 2020.

＊5　ナンシーによる眠りについての著作としては、『眠りの落下』（吉田晴海訳、イリス舎、二〇一三年）が挙げられる。

このテーマも、ここで立ち戻るべきものではないように思います。私たちの眠りは、トラブル全般によって乱されます。トラブル全般とは、覚醒の時間、警戒の時間のことです……。にもかかわらず、眠らなければなりません。私ももう少ししたら眠ります……。

私たちは、死と病に関する試練のなかにいます。この試練は、急でせわしなく、集団的で恐怖をともなうものです。ところで、プルーストは『ゲルマントのほう』で、次のように書いています。「身体にゆるしを請うことは、タコの前でうわごとを言うことだ。タコにとって私たちの言葉は、水のざわめき以上の意味をもたない」。哲学も、私たちに「死ぬことを教え」ようとしているのでしょう。とはいえ、〈西洋〉はそれを学ぶ準備ができているのでしょうか。

そうですね。パンデミックは、忘れられていた死を突如として現れさせました。この死は、すでに知られていた病による死でも、アクシデントやテロによる死でもありません。死がうろつき、あらゆる予防措置に歯向かっています。私たちがいま置かれている状況は、戦争や永続的なゲリラ戦ではなく、飢餓状態でも核などによる荒廃状態でもありません。現在の私たちは、すでに長いこと身近なものではなくなっていた死と付き合い、近しい関係にあるのです。とはいえ、死はさまざまなウイルス――何よりもまずエイズが挙げられるでしょうし、動物間流行病の数々もまたそうでしょう――の氾濫によって、すでに近づいてきていました。一般的に言って、死が遠ざけられるように思えていたのだとしても、際限なく延長された生という夢が滑稽なまでの騒ぎを引き起こしていることからもわかるように、少し前から死はその権利を回復しているのです。

どのように暮らされていますか。どのような外出禁止生活を送られていますか。

特別なことは何もありません。外出禁止でも生活が大きく変わったわけではないのです。というのも、私のような年齢と身体の状態だと、みずからを閉じ込めるというほどのことはなく、自制するだけで十分だからです。パートナーは買い物をすることができるので、ありがたいです。それに対し、情報のウイルス――友よ、あなたもそのエージェントの一人です――が多くの場所を占めています。このウイルスによって私たちがあまりにも語りすぎてしまうのではないかと心配しています！

しかし、もしかするとそれはよいことなのかもしれません。それによって私たちは用心深くもならざるをえないからです。かつて私たちは、ウイルスとパンデミックについてあらゆることを理解していました。私たちのソフトウェアやアルゴリズムである訓話や聖典やヴェーダ――ときにはそこに風刺も含まれるでしょう――が、私たちに理解させてきたのです。しかしいまや、こちらでは陰謀が告発され、あちらではグローバル化が指弾され、別のところでは死を前にして臆病になり、また別のところではヒューマニズムの復権が叫ばれ、資本主義が壊れかけていると言われたり、資本主義が私腹を肥やしていると言われたり、こちらでは政府が批判され、あちらでは無責任なグループが告発されるといったありさまです。生政治、地政学〔地理政治〕、ウイルス政治、コロナ政治など……少なくとも、私たちは政治という不幸な概念の資源――すでに非常にやせ細っていた資源――を使いつくしてしまうことでしょう。

ここまで述べてきませんでしたが、パンデミックの未来について予測したり見通しを語ったり、予想を立てたり推測したりすることは重要です。というのも本質的なことは、どこまで、そしてどのようにしてパンデミックが広がっていき、どこまで影響を与え、その影響がどのようなものになるかということだからです……。実のところ、私たちはこれまで以上にパンデミックによって何がもたらされるかわからない時期の入口にいるだけなのかもしれません。おそらくこうした事態が、多少なりともあらかじめ定められた相対的な連続性に慣れた人々にとっては、この上なく驚くべきことなのでしょう。

場所的な閉じ込めは、時間的な閉じ込めに比べれば大したことではありません。いまや明らかに、未来は不確実でおぼつかないものになっています。それが未来の本質であるということを、私たちは忘れていたのです。

たいていの場合、病は個人の苦しみや私的な経験ですが、いまや病はそのようなものではなくなっています。病が万人の問題であり共同体の問題であるとき、何が起きるのでしょうか。病はすぐさま政治的な事柄になるのでしょうか。

私としては「社会的な」事柄と言いたいところです。「政治」という語は、いまではあらゆることに使われてしまっていますから……。病は、いまもかつても社会的なものです。際立って社会的なのだとさえ言えるでしょう。病は他者の助けを必要とし、さまざまなかたちで他者を巻き込みます。病は私たちの能力や関係性に関わるものだということです——とりわけ、高度に技術が発展した文化では、病は産業や研究や行政などを動員することになります。それゆえに、生に不当に介入する偽りの政治に対する不名誉な烙印として広く使われている「生政治」という用語は空疎なのです。いかなる社会も、少なくとも健康や出生や食糧といった側面を管理しなければなりませんでした——しかし、もちろんそれは知やライフスタイルの状態によって異なります。一五世紀の国家が、農民の健康に気を配らなければならないことはほとんどありませんでしたが、飢饉や感染症が流行した場合には介入する必要がありました。二〇世紀には、多くのワクチンが義務化されなければなりませんでした。ワクチンがないと、いくつかの病は社会‐経済的災禍になってしまうからです。「精神政治」がないように「生政治」もないのです――とはいえ、あらゆる政治は健康と知を管理する方法をもっています……。

決定的なことは、健康に関して何が期待され可能であるかという問いです。平均寿命が五〇歳だったときと七五歳のときとでは、期待されるものは同じではありません。神経症がそう呼ばれていなかったときには、医療の対象ではありませんでした……。分子が知られていなかったときには、製薬産業はありえませんでした。こうした例――ほかにいくらでもあるでしょう――のそれぞれは、技術や経済的関係や象徴的価値の領域へと通じているのです……。

身体と技術の関係が大きく問い直されています。心臓移植を受けたあなたは、ご自身の身体において、そしてご自身の身体からそうした事態を経験されています。最近、あなたはこの点に関してイタリアの哲学者ジョルジョ・アガンベンと意見が異なることを再確認されていました。[*6] 意見の相違は、どの点にあるのでしょうか。

その点に関するアガンベンの公理は、健康を気にかけてはならず、そのようなことはせこせことした心配だというものです。少なくとも、〔健康を気にかけることの〕代わりに提案されるものがあれば、彼に同意するかもしれません。しかし、アガンベンは代わりに何も提案しませんし、もちろん私も何かを提案することはできません。ひとはつねに生きることを欲してきましたし、つねにその時々に可能な条件に沿って生きることを欲してきたのです。終わりなくつづく喜びのある生がちらついたならば、それに応じた欲望が抱かれるのは当然です。実のところアガンベンの立場は、共産主義革命が技術資本主義であることが明らかになったのだから、恐ろしい近代世界全体から精神的に目を背けようという、逆さになった革命の立場なのです。しかし、「目を背ける」とは、何を意味しているのでしょうか。あるいは、彼が述べる「不活性化」、「脱構成」とは、何を意味しているのでしょうか。これらは言葉であり、それ以上ではありません。

確実で明々白々なことは、私たちが文明の変動へと向かっているということです。しかし、その秘密をあらかじめ握っているなどと信じ込ませることはできません！ですので、さしあたりは生きようと欲しつづけることは当然なのです。また、医師や看護師がいまそうしているように、ある大義のために死ぬこともありうるのです。そうした人々にとっての大義は、私たちの生でしょう……。

ずいぶん前から、つまり革命的な英雄がもはやいなくなり、狂信的な英雄だけが存在するようになって以来、近代における英雄的行動という問いが提起されています。おそらく、もはや英雄という言葉によって思考することはできないでしょうし、「不活性化」という言葉によってもできないでしょう——とはいえ、技術資本主義をつづけることもできません。こうしたときに少なくとも私たちにできることは、用心して警戒していること、古いイタリア語で言うところの all'erta、すなわち高みに立つことでしょう。

＊6 ここで言及されているのは、ナンシーの「ウイルス性の例外化」での発言。そこでは、以下のように述べられていた。「三〇年ほど前、医師たちが私に心臓を移植する必要があると判断したときのことだ。ジョルジョは、医師たちの言うことを聞かないよう私に忠告した極めて数少ない人々のうちのひとりだった。彼の意見に従っていたら、おそらく私はすぐに死んでいただろう。ひとは間違えるものだ。しかし、それでもやはりジョルジョが明敏で魅力的な人物であることにかわりはない。一切の皮肉なしにこう言えるだろう。彼の明敏さと魅力は例外的である、と」（ジャン゠リュック・ナンシー「ウイルス性の例外化」伊藤潤一郎訳、『現代思想』第四八巻第七号、青土社、二〇二〇年、一一頁）。

付録2

未来から来るべきものへ——ウイルスの革命(1)

ジャン＝リュック・ナンシー／ジャン＝フランソワ・ブトール

「注意していないと、死が勝利するかもしれない」[*1]。二〇一九年一〇月、つまり昨年末に出版された『民主主義！ いまここで』の最後を、私たちはこのようなフレーズで締めくくっていた。もちろん私たちはパンデミックのことを考えていたわけではないのだが——むしろ念頭にあったのは産業化社会の技術的・経済的傲慢さによって引

(1) 本論考は、二〇二〇年五月一八日の『ル・モンド』紙に掲載されたものである。掲載時のタイトルは、「コロナウイルス——民主主義だけが、私たちの歴史がコントロールできないということと集団的に折り合いをつけることを可能にする」という新聞特有のものだった。

＊1 Jean-François Bouthors et Jean-Luc Nancy, *Démocratie ! Hic et Nunc*, Éditions François Bourin, 2019, p. 197.

き起こされたエコロジカルな危機だった――、パンデミックが私たちを追い抜いていったのである。その本のなかで私たちは、民主主義を蝕むさまざまな危機を確認することで、精神の革命を呼びかけていた。そのような革命なしには、計算と生産の論理と手を切ることなど考えられないように思われたからである。そうした計算によって、アリストテレスが善き生の探究――実存するものの思慮深い向上による探究――として思い描いていたことから外れ、増強や拡張や際限のないものを追い求めるようになってしまうのだ……。経済のあらゆる領野におけるこうした前方への逃走は、形成期以来の資本主義を特徴づけるものであり、拡大しつづけ今日ではほとんど耐えがたいものとなった不平等をともなっている。明らかにこのような逃走は人類の存続を危機に陥れてきたのであり、それとともに生物多様性や地球という惑星の存続もまた危機に瀕している。

しかし、こうした危機を――多くの科学者によるさまざまな警鐘とともに――意識したとしても、単純に軌道修正をし始めることはできなかった。あたかも、経済的かつ社会的な変化や転換や革命を、ユートピアというかたち以外で想像することなどできないかのようだ。とはいえ、「黄色いベスト運動」[*2]からわかるように、地球上の最も裕福な国々であっても、状況が悪化すれば反乱や蜂起が起こる可能性は内部に存在しており、それを押え込むことはますます難しくなっている。

短期のうちに――中期でさえも――現在の仕組みを止めることは不可能に思えていた。そのようなことは思い描けないことだったのだ。そうした決断をしたときに生じる結果の複雑さを捨象しない限り、誰もそのようなことをまじめに考えることはできなかった。私たちの前にある把握しがたくほとんど想像を絶する未知のもの――ただし、地球のエコロジカルな軌道を研究するごく少数の科学者にとってはおそらくそうではない――に比べれば、非常に不完全で危険で破局的な可能性を秘めた現在のほうが、大多数の人々にとっては望ましいものだったらしい。おまけにここ数年のあいだに、これまで考えられてきた解決策（バイオ燃料、風力、バイオミメティクス、デジタル技術の発展のエネルギーコストばかりが考えられてきたわけだが）が長期的には問題が

＊2　「黄色いベスト運動」は、燃料価格の高騰と燃料税の引き上げをきっかけとして、二〇一八年一一月からフランスで始まった抗議運動。参加者がフランスにおいて運転の際に携行を義務づけられている黄色い蛍光色のベストを着用していたため、それが運動のシンボルとなり、「黄色いベスト運動」と呼ばれるようになった。

あり、実行不可能であることが判明してきていた。破局という壁が近づいてくるにつれて、変化の地平は絶えず後退しなければならなかったのである。こうして、現実的ではあるが弱々しい「階級闘争」や、「システム」を転覆しようという漠然とした意志はあったにもかかわらず、エコロジカルな「移行」という未知のものに取り組もうとする意志が一般に不在であったことによって、資本主義が突き進む余地が残されたのである。これこそ、マルクスが非難した「精神なき世界の精神」[*3]のポストモダンにおける翻訳だろう。

想像不可能で到達しえないと思われていたものが、突如荒々しくウイルスによって出現した。たびたび告発されながらも解体されなかった「仕組み」や「システム」が、ほとんど停止しているのである。死の脅威がまったく突然近づいてきて、私たちのすぐそばに姿を見せたため、私たちは死を隠すだけでは死を追い払えるかのようにふるまうことがもはやできなくなった。死の脅威によって、私たちは「資本主義」の軌道を辿ることよりも生き延びることを選ばされたのである。というのも、経済活動の大部分を地球規模で停止することがもたらす未来の結果が見えなくなるほど、死に対してただちに支払うべき対価が突然あまりにも法外なものになったからだ。今日すでに明らかになっているように、そうした結果は社会的・経済的・政治的・地政学的に見てあまりに大きく、システムを揺るがすだけでは収まらず、システムが崩壊を始めるかもしれない。

パンデミックの初期には、現代の民主主義がウイルスとの闘いにおいてとりわけ脆くほとんど有効でないのに対し、権威主義的な体制やどちらかと言えば個人主義的ではない社会のほうがよりよい結果を生んでいるように思えた。COVID-19が「公式な」かたちで登場して五カ月が過ぎたいまでは、どのような体制であれグローバルな仕組みが崩壊する脅威にさらされている。どれほど大きく力をもった国であろうと、単独では助かりえないほど相互依存が強まっているのだ。しかし、この自明の理はナショナルなエゴイズムという盲目さを前になおも道を譲っている。インターナショナルな協調と連帯が欠けている。あたかも自分の国は他の国々の惨事と無関係でいられ

＊3　ここで参照されているのは、「宗教とは民衆の阿片である」という『ヘーゲル法哲学批判序説』における有名な一節の直前の箇所だが、マルクス自身の言葉は次のように若干異なる。「宗教とは、追いつめられた生きもののため息であり、非情な世界の心情であるとともに、精神なき状態の精神である。宗教とは民衆の阿片である」(『ユダヤ人問題によせて　ヘーゲル法哲学批判序説』城塚登訳、岩波書店〈岩波文庫〉、一九七四年、七二頁)。

るかのようだ……。しかし、誰もがそんなことはないと知っている。

実のところ、ウイルスが現れる前後で変わらないことが一つある。それは、人間が遠きものに対して近きものを選び、未来に対して現在を選ぶということである。こうした選択は、希望をもてないということ――つまり、現在とその様態の継続以外の未来を信じられないということ――を明らかにする点で絶望的な選択である。視野のうちにないものは、存在しないようなものなのだ。とはいえ、幻影のようなものはあり、ひとを惹きつけて犯人やスケープゴートを名指すために容易に振りかざされる。

希望をもつことができず、犯人を指弾することに惹きつけられるのは、ウイルスによるひどく挑発的な経験によるところが大きい。一九世紀半ば以来、あらゆる分野において科学的知識が決定的かつ持続的に発展したことによって、無知は必然的に後景に退いてきたが、ウイルスやパンデミック、そしてそれらがもたらす結果は、科学的な知による力――重要かつ比類なき力――の限界をまぎれもなくぞっとするようなかたちで明らかにしている。しかし私たちはこれまで、そうした力から生じる技術の進歩によって、個人においても集団においてもみずからの運命を手中に収めていると信じることができていた。

こうした力の無限性という幻想は、いまもなおいくつもの事実——不安を惹起する事実——を拒絶している。そうした事実のうちの一つは、自然資源の略奪や汚染、生物多様性の破壊、気候変動といった、自己を制限できないこの力によって引き起こされる環境破壊である。そしてもう一つは、高齢化、医療費の増大、AIによる自由に対する脅威、つねに強化されていく最新テクノロジーに起因するエネルギー消費の増加といった、技術の進歩の反動として生み出されたさまざまな結果である。しかし、おそらく最も知られておらず話題になることもない事実は、科学がめまいを引き起こすような問いをそれ自身に対して提起するということだろう。このめまいは、科学の最先端の進歩が科学を底知れぬ非‐知の縁に立たせるということが科学によって明らかにされるときに生じる(2)。つまり、唯一の現実を支配するものとしての科学という表象が消え去るのだ……。

ウイルスの新しさ、感染力、伝染速度、生体への驚くべき作用の仕方、とりわけ感染者の一部が無症状であり、それゆえに病の「隠れた」媒介者となるというウイルス

(2) 以下を参照のこと。Aurélien Barrau, *De la vérité dans les sciences*, 2ᵉ édition, Dunod, 2019.

の独特な性質は、私たちを極限的な不確実性のなかに置いている。いわば、ウイルスは私たちの目の前に死の可能性を突きつけ、私たちを思考不可能なものや際立って未知のものの前に置いているのだ。私たちにとって耐えがたいのはたんなる実存の有限性ではなく、私たちがいま直面しているような非-知なのである。外出禁止によって課された宙づり状態――死を追い払って生き延びるための宙づり状態――は、計算で描くことのできる一切の軌道から私たちを連れ出したということだ。

現在のデータにもとづいて私たちが投影するものという意味での未来〔futur〕はいまや姿を消し、その結果として私たちは来るべきもの〔l'à-venir〕のラディカルな不確かさに直面させられている。私たちには、こうした来るべきものをコントロールしたり支配したりすることはできない。アラン・シュピオ(3)の言葉を借りれば「数による統治」*4が、消し去ることのできない地平として死が「回帰」したことによって行き詰まり、ほとんどお払い箱になっているのだ。

原理主義、千年王国思想、ヒステリックなものや敬虔主義などさまざまなかたちをとっているが、おそらくここ数年来の宗教的なものの回帰は、未来が把握しえなくなるほど複雑化した世界を目の当たりにしたときに広がる不安の表れだろう。とりわけ、世界の複雑さが多くの人々の生活環境を不安定にし、いっそう不確かなものにするときに不安は広がっていく。宗教的なものの回帰は、浮かび上がってくる非‐知に対して信仰を、つまり一連の言表を対置する。この言表は、あらゆる偶然性の彼方にある神的審級と結びついているがゆえに異論の余地がないとされる答えによって、非‐知の裂け目を塞ぐことを目的としているのだ。このようにして突発的な事態は、私たちが身をゆだねる超越的意志の支配下に組み込まれることになる。

（3）　法学者、とりわけ法哲学の専門家。〔アラン・シュピオ（Alain Supiot, 1949– ）は、フランスの法学者でコレージュ・ド・フランス教授。日本語で読める著作として『法的人間　ホモ・ジュリディクス――法の人類学的機能』（橋本一径・嵩さやか訳、勁草書房、二〇一八年）と『フィラデルフィアの精神――グローバル市場に立ち向かう社会正義』（橋本一径訳、嵩さやか監修、勁草書房、二〇一九年）がある。〕

＊4　ここでナンシーとブトールは「数による統治（gouvernement par les nombres）」と書いているが、正確にはシュピオが用いている表現は「数によるガバナンス（gouvernance par les nombres）」である。同名の著作（Alain Supiot, *La gouvernance par les nombres: cours au Collège de France (2012-2014)*, Institut d'études avancées de Nantes, Fayard, 2015）の一部は、「忠誠関係の構造――ラナ・プラザ事件からコンプライアンスまで」（橋本一径訳、『現代思想』第四七巻第一三号、青土社、二〇一九年）として日本語で読むことができる。

とはいえ、何かが突発することには変わりない。パンデミックというカタストロフはそこに存在し、信仰ではもうどうすることもできない。ウイルスによって個体という組織だけでなく社会・経済・政治・国際組織においても生み出されたあらゆる未知の乱調は、何かを信じるのではなく、非‐知という状況において生きる危険をあえて冒すよう私たちに根本的に命じている——しかしそれは、思考や認識を断念することではない。そうではなく、私たちがみずからの運命を引き受けるならば、その運命の完全な支配者になることなど個人としても集団としてもできないとわかったうえで思考したり認識したりするのである。このように危険を冒すことには、到来する未知のものを受け入れるとらわれなさが含まれているのだ。

未来が常軌を逸し、現在を前方に投影することがもはやできないとき、生はみずからの不確実性を承知のうえで来るべきものへと向かって行かざるをえない。ここで問われているのは、もはや信仰〔croyance〕ではなく、信〔foi〕である。信とは、生が危険を冒してしか生きられないという不確実性に同意することだ。これは生それ自身にとっても、後続する世代にとっても当てはまる。次には後続世代が死という根本的な非‐知の挑戦を受けるということだ。この非‐知は、生を伝達すること以外では乗り越えることができず、個々の実存の延命を目指しても克服できないのである。

　ウイルスは私たちをこのような場に置くことで、精神に関する真の革命の可能性を切り開いている。この革命において問われているのは、私たちの歴史が絶対にコントロールされえないということと集団的に折り合いをつける私たちの能力である。実のところ民主主義は、限界や不完全さを抱えながらも、以上のような徹底的に世俗的な信の行動に政治体を与えることのできる唯一の体制なのである。民主主義は、神権政治における「確実性」の体制が崩壊し、専制体制や独裁体制が袋小路に陥ったところから生まれた。民主主義とは、来るべきものへともに——人民として——関わる方法を見出そうという試みなのだ。民主主義が、未知のものや非‐知を解消してくれるような計算や予測を生み出せるということではない。民主主義がもたらしうるのは、有限性の重さと非‐知とを平等な声で分有《パルタージュ》することであり、これをもたらしうるのは民主主義だけなのだ。

　このような言明は、耐えがたく思えるだろう。しかし、アテネにおいて理解されていたように、無限性を許容できるものが、つまり意味が、この民主的な分有とともに——芸術、思考、精神、愛などによって——生み出されさえすれば、以上のことは耐えがたいものではない。そうすれば、私たちが実存の悲劇的性格を認識することは、私たちが互いを共感とともに見つめることになっていくだろう。なぜなら、私たちが直面しているのはひとしく土台のない状態であり、同じ不確実性だからである。要するに、私たちに土台を与えるのは、土台のない状態なのである。

訳者あとがき

本書は、Jean-Luc Nancy, *Un trop humain virus*, Bayard, 2020の全訳である。日本語訳では、「COVID-19の哲学」という副題を加えている。原書は二〇二〇年一〇月半ばに刊行されており、収録されている論考は同年の三月から六月にかけて発表されたものである（「まえがき」のみ、著者が述べているように八月に書かれている）。二〇一九年末に発生し、瞬く間に世界中に広がった新型コロナウイルス感染症に関しては、事態の性質からして論考がいつ発表されたのかという日付が重要な意味をもつだろう。そのためここではまず、各論考の発表日時や媒体などの初出情報を示しておく（URLの最終確認日は、すべて二〇二一年四月一〇日）。

「あまりに人間的なウイルス」

二〇二〇年三月一七日にYouTubeチャンネル「感染の時代に哲学する」において発表された映像。

URL : https://www.youtube.com/watch?v=Msu0hAJXdhw
「「コミュノウイルス」」

二〇二〇年三月二五日に『リベラシオン』紙に発表された論考。

「子どもでいよう」

二〇二〇年四月四日にイタリアで配信されたライブストリーミングにおける講演。

URL : https://www.youtube.com/watch?v=JsQ2HB7ABoA
「悪と力」

二〇二〇年四月七日にYouTubeチャンネル「感染の時代に哲学する」において発表された映像。

URL : https://www.youtube.com/watch?v=kT7S2ciWz9o
既訳として「病と力」(市川崇訳、『三田文学』、第九九巻第一四二号、三田文学会、二〇二〇年）があり、訳出に際して参考にさせていただいた。

「自由」

二〇二〇年四月二六日にYouTubeチャンネル「感染の時代に哲学する」において発表された映像。初出時のタイトルは、「自由に関する問題」だった。

URL：https://www.youtube.com/watch?v=yPZgTJQO5FY

「新ウイルス主義」

二〇二〇年五月一一日に『リベラシオン』紙に発表された論考。初出時のタイトルは、「新自由主義《ネオ・リベラリスム》から新ウイルス主義《ネオ・ヴィラリスム》へ」だった。

「自由を解放するために」

二〇二〇年五月二一日に、イタリアのパドヴァ大学主催のもと行われたオンライン講演。

URL：https://www.youtube.com/watch?v=QmWjJD5Pyt8

「有用性と非有用性」

二〇二〇年五月三一日に、メキシコの「フェスティバル・アレフ」で行われたオンライン講演。
URL : https : //www.youtube.com/watch?v=nFFZI4Z6FQ8
「あいかわらずあまりに人間的な」
二〇二〇年六月八日に YouTube チャンネル「感染の時代に哲学する」において発表された映像。
URL : https : //www.youtube.com/watch?v=cthb0n7CtQY
「ニコラ・デュタンとの対話」
二〇二〇年三月二八日に、ニュースマガジン『マリアンヌ』の Web サイトに掲載された対話。本書に収録されるにあたって増補がなされている。
URL : https : //www.marianne.net/culture/jean-luc-nancy-la-pandemie-reproduit-les-ecarts-et-les-clivages-sociaux
「未来から来るべきものへ――ウイルスの革命」
二〇二〇年五月一八日に『ル・モンド』紙に発表された、ジャーナリストのジャン＝フランソワ・ブトールとの共著論考。初出時のタイトルは、「コロナウイルス――民主主義だけが、私たちの歴史がコントロールできないということと集団的に折り合いをつけることを可能にする」だった。

コロナ禍における議論は、いずれもその時々の状況を強く反映したものとならざるをえず、それゆえ時が経つにつれ執筆時の背景が見えにくくなっていきかねない。そのため、現時点では自明と思えることであっても、新型コロナウイルス感染症をめぐる時事的事柄に関しては適宜訳註で補足したことをお断りしておく。

そうした細かな情報以外のコンテクストとして最低限補足しておかなければならないのは、ジョルジョ・アガンベンとの関係だろう。本書では「あまりに人間的なウイルス」が冒頭に配されているが、実のところナンシーによる新型コロナウイルス感染症に関する論考はこれが最初のものではない。それ以前の二〇二〇年二月二七日に、ナンシーはウェブ雑誌「アンティノミーエ」に「ウイルス性の例外化」という短いテクストを発表している（拙訳、『現代思想』第四八巻第七号、特集：感染／パンデミック、青土社、二〇二〇年）。このテクストは、アガンベンがその前日に公表した「エピデミックの発明」（『私たちはどこにいるのか？――政治としてのエピデミック』高桑和巳訳、青土社、二〇二一年所収）に対する応答という色合いが強く、それゆえに本書には収録されていないものと思われるが、「あまりに人間的なウイルス」をはじめとする本書の各所には、アガンベンを意識した議論が散見されるうえ、「ニコラ・デュタンとの対話」の末尾ではアガンベンに対する直接的な言及もなされている。その意味でも、本書はアガンベンの『私たちはどこにいるのか？』とあわせて読まれるべきものだと言えるだろう。

またアガンベンとナンシーの議論は、ロベルト・エスポジトをはじめとする多くの哲学者や思想家の注目を集め、さまざまな応答を引き起こした。前掲『現代思想』の「感染／パンデミック」特集号には、エスポジト「極端に配慮される者たち」とセルジョ・ベンヴェヌート「隔離へようこそ」の翻訳も掲載されているのであわせて参照されたい（いずれも高桑和巳訳）。

さらにアガンベンとの関係でもう一点だけ補足をしておきたい。初出情報を見れば明らかなように、本書に収められたナンシーの論考の多くはウェブ上で発表されたものである。とりわけ、YouTube で公開される動画に積極的に登場するナンシーの姿は、コロナ禍以前の公的なシンポジウムやインタビューの際に収録された映像とは異なる印象を与えるものだった。コロナ禍においては、授業であれ会議であれ学会であれ、プライベート空間からビデオチャットシステムなどを利用して参加することが常態化したが、そうした「相互接続」のあり方に直接的には言及せず動画に登場するナンシーの態度をどう見るかは考えるべきところだろう。少なくとも、コロナ禍における動画配信という「相互接続」への向き合い方に関して、ナンシーとアガンベンのあいだに際立った違いがあったことは記憶にとどめておかなければならない。この間、アガンベンはけっしてプライベート空間から動画を配信しなかったが、そうした態度はコロナ禍において「あらゆる公共空間の純然たる廃止」が進んでいるという意識に裏打ちされているはずである（「説明」、前掲『私たちはどこにいるのか?』、三九頁）。デジタルデバイスとともに、いつのまにか家の中に複数のカメラが侵入し、それが「活用」されている現在、コロナ禍における公／私の区分という問いは、ナンシーが提起する「相互接続」の問題を考えるうえで避けて通ることはできない。

ナンシーの議論の内容については、訳者あとがきでこれ以上余計なことを付け加えないほうがよいだろう。読者が本書を開く時と場所に応じて、そこから新たな思考が紡がれていくとしたら、訳者としてはそれに勝る喜びはない。

本書の翻訳は西山雄二先生の提案から始まった。もともと訳者は本書に収められている論考の半数ほどを発表当時に著者のナンシー氏から受け取り、翻訳の許可も得られたため、本書と同時期に勁草書房から刊行される論集『いま言葉で息をするために——ウイルス時代の人文知』（西山雄二編著）にそれらの論考を掲載すべく翻訳を進めていた。しかし、本書の原書刊行後に、「一冊の著作としてまとめて刊行された以上、やはり全体を翻訳するべきではないか」との提案が西山先生からあり、それがきっかけとなって本書がこのようにして刊行される運びとなった。この場を借りて、翻訳のきっかけを与えてくださった西山先生にお礼申し上げる。また、本書の完成に至るまでの版権の取得や編集は、関戸詳子氏にご担当いただいた。権利関係にまつわる手続きや丹念な編集作業など、氏のご配慮なくしては本書が刊行されることはなかっただろう。記して感謝申し上げる次第である。最後に、原著者のナンシー氏にもお礼を申し上げたい。本書を翻訳する旨を報告したところ、論集のためにと新たに二つのテクスト（「別の精神性」、「生政治症候群」）を送ってくださった。どちらの論考も、本書と密接に関係する必読のものである。ナンシー氏のお心づかいに深甚なる謝意を表する。

二〇二一年四月一〇日

伊藤潤一郎

［第二刷への付記］

本書初版刊行直後の二〇二一年八月二三日に著者のジャン＝リュック・ナンシー氏が逝去された。本書が生前最後の日本語訳書になってしまったことは残念でならないが、死も世界におけるひとつの書き込みであり呼びかけだろう。訳者としてはその呼びかけが読者のもとに届き、「別の精神」に息が吹き込まれることを願ってやまない。

著者　Jean-Luc Nancy（ジャン＝リュック・ナンシー）
1940年、フランス・ボルドー生まれ。哲学者。ストラスブール・マルク・ブロック大学名誉教授。著書に、『無為の共同体――哲学を問い直す分有の思考』（1986年／邦訳、以文社、2001年）、『自由の経験』（1988年／未來社、2000年）、『限りある思考』（1990年／法政大学出版局、2011年）、『世界の創造あるいは世界化』（2002年／現代企画室、2003年）、『イメージの奥底で』（2003年／以文社、2006年）、『モーリス・ブランショ　政治的パッション』（2011年／水声社、2020年）など多数。2021年8月23日没。

訳者　伊藤潤一郎（いとう・じゅんいちろう）
1989年、千葉県生まれ。早稲田大学大学院文学研究科博士後期課程修了。博士（文学）。現在、日本学術振興会特別研究員PD。専攻は、フランス哲学、キリスト教思想。おもな論文に、「ジャン＝リュック・ナンシーと人格主義」（『フランス哲学・思想研究』第22号）、翻訳に、ミカエル・フッセル『世界の終わりの後で――黙示録的理性批判』（共訳、法政大学出版局、2020年）、ジャン＝リュック・ナンシー『アイデンティティ――断片、率直さ』（水声社、2021年）など。

あまりに人間的なウイルス――COVID-19の哲学

2021年７月30日　第１版第１刷発行
2021年11月20日　第１版第２刷発行

著　者　ジャン＝リュック・ナンシー
訳　者　伊《い》藤《とう》潤《じゅん》一《いち》郎《ろう》
発行者　井　村　寿　人

発行所　株式会社　勁《けい》草《そう》書　房
112-0005　東京都文京区水道2-1-1　振替　00150-2-175253
（編集）電話　03-3815-5277／FAX　03-3814-6968
（営業）電話　03-3814-6861／FAX　03-3814-6854
堀内印刷所・松岳社

ISBN978-4-326-15478-4　　Printed in Japan